오십에서 멈추는 혈관
백세까지 건강한 혈관

오십에서
멈추는 혈관

백세까지
건강한 혈관

구리하라 다케시, 구리하라 다케노리 지음 | 이효진 옮김

한스미디어

혈관의 노화를 늦추면
누구나 느리게 나이 들 수 있다

여러분은 혈관 건강을 지키기 위해 얼마만큼 노력하고 있습니까?

100세 시대라고 하는 요즘, 60세 이후의 20, 30년은 이제 '여생'이라고 부를 수 없을 정도로 긴 시간입니다.

60세가 넘어서도 건강하게 제2의 인생을 보내는 사람이 있는 반면 50대, 60대에 뇌경색, 당뇨병 등으로 힘든 인생을 보내는 사람도 많습니다. 특히 뇌경색은 '어떻게 예방해야 할지 잘 모르겠다', '운이 안 좋으면 발생하는 질병이다'라고 생각하는 사람들이 많은 듯합니다. 왜냐하면 뇌 안에 있는 미세혈관은 직접 볼 수 없기 때문입니다. 안을 들여다보거나 현재 어떤 상태인지 확인하기 힘든 것이 바로 '혈관'입니다.

나중에 자세히 설명하겠지만 혈관은 우리 몸 곳곳에 펼쳐져 있는 중요한 도로, 즉 우리 몸의 기반 시설과도 같은 존재입니다. 두꺼운 대동맥을 고속도로라고 하면 모세혈관은 주택가에 있는 좁은 도로라고 할 수 있습니다. 당연히 각각의 장기에도 모세혈관이 있고 그러한 혈관이 있기 때문에 장기가 건강하게 각자의 역할을 하는 것입니다. 이렇게 중요한 도로가 함몰되거나 붕괴하면 어떤 상황이 벌어질지는 누구나 쉽게 상상할 수 있을 것입니다.

뇌경색은 뇌의 질병이라고 생각하기 쉽지만 정확히 말하면 혈관의 질병입니다. 혈관이 약해지거나 상처가 나면 좁은 혈관은 쉽게 끊어지거나 막힙니다. 그것이 결과적으로 뇌경색이나 뇌출혈, 지주막하출혈과 같은 뇌혈관 질환으로 이어집니다. 또 심장 주변에 혈관이 끊기거나 막히면 심질환을 일으킵니다.

혈액이나 혈류의 중요성은 많은 사람이 알고 있지만 혈액이 흐르는 길인 혈관이 건강하지 않으면 아무런 의미가 없습니다.

이 책에서는 우리 몸의 중요한 기반 시설인 '혈관'에 초점을 맞춰서 건강한 혈관을 유지하고 더 좋아지게 만드는 비결을 소개하고 있습니다.

비결이라고 하지만 어려운 일들은 아닙니다. 많은 시간이 필요하지도 않고 장소에 구애받지도 않습니다. 책에서 소개하는 비결은 누구나 쉽게 도전해볼 수 있으며, 일상생활을 하면서 조금만 의식하고 습관화하면 되는 일들입니다. 구체적으로는 '아침 습관', '식사 습관', '낮 시간의 습관', '입욕이나 양치, 수면 습관' 등 평소에 하던 행동들을 조금만 바꾸면 됩니다.

처음부터 모두 다 완벽하게 할 필요는 없습니다. '이건 할 수 있을 것 같아'라고 생각하는 항목을 선택하면 됩니다. 처음에는 5가지 정도만 해보겠다는 가벼운 마음으로 시작하기 바랍니다. 해야겠다고 의식하는 것만으로도 달라집니다.

매일 하지는 못하더라도 했다, 안 했다를 반복하다 보면 나도 모르는 사이에 혈관 나이가 젊어져 있을 것입니다. 그리고 이 5가지가 습관으로 자리 잡은 후에 8가지, 10가지로 조금씩 좋은 습관을 늘려가면 됩니다.

독자에게 조금이나마 더 도움이 될 수 있도록 이 책에서 다루고 있는 '혈관이 건강해지는 좋은 습관'을 정리해 리스트로 만들었습니다. 아래의 QR코드를 통해 다운로드할 수 있으며 본인이 할만하다고 생각되는 항목, 실천하고 있는 항목을 체크하다 보면 무의식중에 습관으로 자리 잡게 될 것입니다. 꼭 활용해 보기 바랍니다.

이 책이 여러분 모두의 인생 후반전을 행복하게 만드는 데 보탬이 되기를 진심으로 기원합니다.

– 지은이 구리하라 다케시, 구리하라 다케노리

목차

제3장 식사할 때 의식해야 하는 습관

제 4 장   낮 시간에 하면 좋은 습관

제 5 장　건강에 도움이 되는 입욕·양치·수면 습관

제 1 장

인간은
혈관과 함께
늙는다

뇌경색과 치매는
뇌 질환이 아니다?!

100세 시대는 꿈이 아니다

일본은 세계적인 장수 국가로 알려져 있습니다. 2020년 일본인의 평균 수명은 남성 81.64세로 세계 2위, 여성 87.74세로 세계 1위입니다.

이는 정말 멋진 일입니다. 국가의 건강 증진 활동, 의료 기관이 제공하는 양질의 의료 서비스, 그리고 무엇보다 국민 개개인의 건강을 위한 노력이 이루어 낸 성과라고 할 수 있습니다.

평균 수명이란 그해에 태어난 0세 아이가 평균적으로 몇 살까지

살지를 예측한 수치입니다. 사고나 질병으로 젊을 때 사망하는 사람이 있는 점을 감안하면 지금 60세인 사람은 더 오래 살게 될 것입니다.

지금도 70세에 사망하면 너무 일찍 돌아가셨다고 안타까워하는 분위기가 자리 잡았습니다. 평범한 일반인들이 90세, 100세까지 사는 시대가 바로 코앞으로 다가온 것입니다.

건강하게 오래 살고 싶다

하지만 마냥 기뻐할 일만은 아닙니다.

건강 수명이라는 말을 알고 있나요? 이는 질병이나 부상으로 몸이 아픈 기간을 제외하고 건강하게 생활할 수 있는 기간을 말합니다.

지금 문제가 되는 것이 평균 수명과 건강 수명의 차이입니다.

후생노동성(한국의 보건복지부에 해당-옮긴이)의 최신 통계 데이터에 따르면 여성의 평균 수명은 87.74세이고 건강 수명은 75.38세로 그 차이가 12.36세입니다. 즉 인생의 마지막 12년은 누군가의 도움을 받아야만 생활할 수 있다는 의미입니다.

어떻게 생각하나요? 건강하게 오래 살고 싶어 하는 것은 누구나 똑같겠지만 현실은 그와 다를 수밖에 없습니다. 혼자 움직일 수 없어 돌봄이 필요한 상황이 된다면 가족들을 힘들게 할 수도 있고 요양 시설에서 생활해야 할 수도 있습니다. 행복했던 인생이 순식간에 힘들어집니다.

일본 나가노현 사쿠시에는 '핀코로 보살상'이 있는데 참배를 하러 오는 사람들로 매일 북적인다고 합니다. 이 보살상의 이름은 건강하게 살다가 큰 고통 없이 갑자기 죽는 것을 의미하는 '핀핀코로리(ぴんぴんころり)'라는 말을 줄여서 만들었다고 합니다. 건강하게 오래 살고 싶다는 현대인의 심리를 반영한 이름이라고 할 수 있습니다.

뇌경색은 뇌 질환이 아니라 혈관 질환이다

그렇다면 돌봄이 필요한 상태가 되는 원인을 살펴보겠습니다. 2019년 후생노동성 발표에 따르면 1위는 치매(17.6%), 2위는 뇌혈관 질환(16.1%)이었습니다. 뇌혈관 질환이란 뇌경색, 뇌출혈, 지주막하출혈 등을 말합니다.

평균 수명과 건강 수명

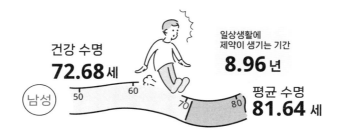

건강 수명
72.68 세

남성

일상생활에
제약이 생기는 기간
8.96 년

평균 수명
81.64 세

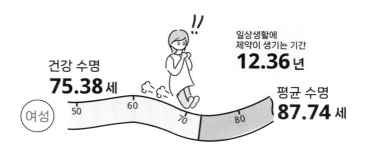

건강 수명
75.38 세

여성

일상생활에
제약이 생기는 기간
12.36 년

평균 수명
87.74 세

그렇다면 여기서 문제를 하나 내겠습니다. 뇌혈관 질환이란 신체 어느 부위에서 발생하는 질병일까요?

"당연히 뇌 아니야?"라고 답하는 사람도 있을 것입니다. 하지만 정답은 '혈관 질환'입니다.

고혈압이나 당뇨병으로 인해 혈관이 손상되면 혈관이 쉽게 터지거나 막힙니다. 뇌에 있는 좁은 혈관에 장애가 발생하는 것이 뇌혈관 질환인데요. 뇌에는 막히기 쉬운 좁은 혈관이 많이 모여 있습니다. 그리고 심장 주변의 혈관이 터지거나 막히는 질병이 심질환인데 돌봄이 필요해지는 원인의 4.5%를 차지하고 있습니다.

혈관에 문제가 있는 사람은 뇌혈관 질환과 심질환 발생 위험이 상대적으로 높습니다. 뇌혈관 질환으로 인한 사망률은 낮아지고 있는 것과 반대로 환자 수는 계속해서 늘어나고 있습니다.

뇌졸중 환자는 앞으로도 증가할 것이다

일본의 예상 뇌졸중 환자 수

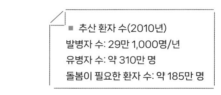
■ 추산 환자 수(2010년)
발병자 수: 29만 1,000명/년
유병자 수: 약 310만 명
돌봄이 필요한 환자 수: 약 185만 명

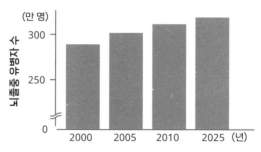

치매와 혈관 건강과는 깊은 관련이 있다

돌봄이 필요한 상태가 되는 원인 1위인 치매에 대해서도 살펴보 겠습니다.

여기서 다시 한번 문제를 내겠습니다. 치매는 어디가 안 좋아서 생기는 질환일까요?

"이건 진짜 뇌지!"라고 답하셨나요? 치매가 뇌 질환이라는 답변 은 절반만 정답입니다.

치매는 정확히 말하면 병명이 아니라 여러 질병을 총칭하는 증후 군의 명칭입니다. 일본인에게 가장 많이 발생하는 치매는 알츠하이 머성 치매로 전체의 60%를 차지하고 있습니다.

알츠하이머성 치매는 뇌의 신경 세포에 아밀로이드 베타(Amyloid β, Aβ)라고 하는 나쁜 단백질이 달라붙어서 발생합니다. 아밀로이 드 베타가 신경 세포 간의 신호 전달을 방해하기 때문입니다. 이러 한 관점에서 보면 치매는 뇌의 질환이라고 할 수 있습니다.

하지만 아밀로이드 베타는 건강한 사람의 뇌에도 있습니다.

그렇다면 왜 건강한 사람은 치매에 걸리지 않는 것일까요? 자는 동안 아밀로이드 베타를 모두 몸밖으로 배출하기 때문입니다.

그때 중요한 역할을 하는 것이 바로 혈류입니다. 깨끗한 혈액이 뇌에 다량으로 흘러가면서 해로운 물질을 제거합니다.

알츠하이머성 치매인 사람은 뇌로 가는 혈액이 충분하지 않다고 합니다. 또 당뇨병과 치매는 밀접한 관련이 있다는 사실도 확인되었습니다. 이러한 관점에서 생각하면 치매는 혈관 질환이라고 할 수 있습니다.

또, 알츠하이머성 치매에 이어 전체의 20%를 차지하는 혈관성 치매는 뇌경색이나 뇌출혈의 후유증으로 발생합니다. 이것은 명확하게 혈관이 그 원인입니다.

뇌혈관 질환, 치매, 심질환, 당뇨병을 모두 합하면 돌봄이 필요해지는 원인의 41.6%를 차지합니다. 건강하게 오래오래 살겠다는 꿈을 이루려면 혈관 건강이 무엇보다 중요한 이유가 바로 이것입니다.

동맥, 정맥, 모세혈관 등 혈관 구조와 역할에 대해 알아보자

한 사람의 혈관을 모두 연결하면 길이가 무려 지구 두 바퀴나 된다

인간의 혈관 시스템은 '폐쇄혈관계'라고 불리며 심장에서 나오는 혈액이 심장으로 되돌아가는 구조입니다. 산소나 영양분을 몸 구석 구석까지 보내주는 것이 동맥, 노폐물이나 이산화탄소를 회수하는 것이 정맥입니다.

심장에서 나오는 대동맥은 지름이 3cm 정도로 가장 굵습니다. 대동맥은 갈라지면서 얇아지고 장기나 조직 안에는 모세혈관이 그물 망처럼 퍼져 있습니다.

굵은 대동맥을 고속도로에 비유한다면 모세혈관은 주택가에 있는 좁은 도로라고 할 수 있습니다.

성인의 혈관을 모두 연결하면 약 9만km에 이르는데 이는 지구 두 바퀴에 해당하는 엄청난 길이입니다. 달리 말하면 혈액은 인간의 몸속에서 지구 두 바퀴 정도의 거리를 여행하고 있는 것입니다.

9만km의 혈관 중에 95%는 모세혈관으로 지름이 8~20μm(마이크로미터), 즉 0.01mm밖에 되지 않습니다. 매우 가늘기 때문에 이 혈관은 쉽게 끊기거나 막힙니다.

혈액 안에서 산소를 운반하는 적혈구는 지름이 7~8μm의 원반 형태를 하고 있습니다. 일반적으로 탄력이 있어서 모세혈관 안을 자유롭게 다니는데 혈액의 염분 농도가 올라가면 경직됩니다. 딱딱해진 적혈구는 좁은 모세혈관을 통과할 수 없게 되고 혈관이 막히게 됩니다.

동맥 경화라는 말은 있는데 왜 정맥 경화는 없을까?

다음으로 동맥의 구조를 살펴보겠습니다.

산소나 영양분을 운반하는 동맥은 '외막', '중막', '내막'이라고 하는 3층 구조로 되어 있습니다.

가장 바깥쪽에 있는 '외막'은 혈관을 지키는 보호층입니다.

중막은 가장 두꺼운 조직으로 평활근(섬유상세포)이라고 하는 근육으로 구성되어 있습니다. 이 평활근이 펌프와 같이 부드럽게 움직여 혈액을 힘 있게 몸 구석구석으로 보내줍니다.

그리고 항상 혈액과 닿아있는 조직이 내막입니다. 혈압이 높아지거나 혈액 상태가 나빠져 내막이 손상되면 동맥 경화가 발생합니다.

정맥도 동일하게 3층 구조로 되어 있지만 혈액을 세게 보낼 필요가 없어 평활근이 발달되어 있지 않습니다. 혈액의 흐름이 느리기 때문에 역류를 막기 위한 판막이 붙어 있는 것이 동맥과 다른 점입니다.

그렇다면 여기서 문제를 하나 내겠습니다.

동맥 경화라는 말은 있는데 정맥 경화는 왜 없을까요?

몸 구석구석까지 혈액을 보내기 위해 동맥의 내막에는 강력한 힘이 가해집니다. 빠른 속도로 흐르는 혈액을 두터운 평활근으로 조여서 더 강하게 내보내기 때문에 상당한 압력이 가해집니다.

그런데 정맥은 장기나 조직의 모세혈관에서 혈액을 모아 흘려보내기 때문에 동맥과 비교하면 압력이 약합니다. 이 때문에 혈관이 다치는 일도 별로 없습니다.

피부를 통해 보이는 혈관은 대부분 정맥입니다. 동맥은 외부의 자극으로 인해 손상되면 대량 출혈이 발생할 수 있기 때문에 몸 안쪽에 있는 것입니다. 예외적으로 바깥쪽에 있는 동맥이 목을 지나는 경동맥입니다.

모세혈관 조직의 섬세하고 중요한 역할은?

모세혈관은 동맥이나 정맥과는 달리 내피와 기저막만으로 구성되어 있습니다. 0.01mm 정도의 섬세한 조직이기 때문에 어떻게 보면 당연하다고 할 수 있습니다.

모세혈관에는 작은 구멍이 뚫려있고 그곳에서 혈장이 나옵니다. 혈장이란 적혈구나 백혈구 등의 유형 성분 이외의 액체로 혈액의 60%를 차지합니다. 혈장에는 산소, 단백질, 비타민, 호르몬 등의 유용한 물질이 녹아 있습니다.

빠져나온 혈장은 간질액(interstitial fluid, ISF)이라고 하는 액체와 섞여 세포 안쪽으로 들어갑니다. 이렇게 모세혈관에서 장기나 조직으로 산소나 영양분이 전달됩니다.

또 세포에서 배출된 노폐물은 간질액에 융해되고 삼투압 작용으로 정맥 쪽 모세혈관에 흡수됩니다.

이렇게 모세혈관은 인간의 생명 활동에 중요한 역할을 합니다. 모세혈관이 손상되면 각 조직에 영양분이 전달되지 않게 되고 불필요한 노폐물을 배출할 수 없게 됩니다.

혈관이 노화한다는 것은 무슨 의미일까?

젊은 혈관과 노화한 혈관의 차이

'인간은 혈관과 함께 늙는다'라는 유명한 말이 있습니다. 혈관이 노화하면 뇌나 장기에 충분한 영양분과 산소가 공급되지 않고 이로 인해 다양한 기관의 능력이 떨어진다는 의미입니다.

그렇다면 젊은 혈관과 노화한 혈관은 어떤 차이가 있을까요?

바로 혈관을 흐르는 혈류의 흐름에 차이가 있습니다.

심장에서 뿜어져 나간 혈액이 어느 정도의 시간이 지난 후에 심장으로 다시 돌아오는지 알고 있나요? 정답은 약 1분입니다.

몸속을 돌아다니다가 1분 만에 다시 심장으로 돌아온다고 생각하면 혈액이 얼마나 빠른 속도로 흐르는지 짐작할 수 있습니다. 실제로 경동맥을 초음파로 관찰하면 매우 역동적으로 혈액이 지나다닙니다. 중력을 거슬러 뇌까지 올라가야 하기 때문에 우리의 상상 이상으로 빠르게 움직이고 있습니다. 목에 손을 대보면 혈관이 쿵쾅쿵쾅 뛰고 있는 것을 느낄 수 있습니다.

혈액은 오로지 심장의 힘만으로 움직이는 것이 아닙니다.

여기서 중요한 역할을 하는 것이 동맥의 중간층인 중막에 있는 평활근입니다. 평활근이 펌프처럼 움직이면서 혈액을 앞쪽으로 보내줍니다.

젊은 혈관이란 평활근이 부드럽고 탄력 있게 움직이는 혈관을 말합니다.

반대로 노화한 혈관은 평활근의 기능이 떨어져 단단해진 상태입니다. 혈액을 밀어주는 힘이 약해져 혈류도 약해집니다. 그 결과, 뇌나 장기로 가는 영양분이나 산소가 줄어듭니다.

노화한 혈관을 오래된 호스에 비유하는 경우가 많습니다. 수도꼭지에서 힘 있게 물이 뿜어져 나오는데 오래된 호스는 탄력이 없어서 수

압의 영향을 그대로 받게 됩니다. 그러다 보니 쉽게 망가지고 찢어집니다. 그러한 치명적인 문제가 노화한 혈관에서 벌어지고 있는 것입니다.

혈압과 혈당치가 핵심이다

그렇다면 혈관은 왜 노화하는 것일까요?

두 가지 중요한 요인이 있습니다.

첫 번째는 '고혈압'입니다. 혈압이 높으면 혈관 내벽은 강한 압력을 받게 됩니다. 심장이 박동칠 때마다 마치 망치로 때리는 것과 비슷한 힘이 가해집니다.

1분 동안 70번 심장이 뛴다고 하면 하루에는 약 10만 회 정도가 됩니다. 즉 심장은 하루에 10만 번이나 강한 압력을 견뎌내고 있는 셈입니다. 그만큼 구타를 당하는 것은 고문에 가깝습니다. 노화될 수밖에 없습니다.

혈관이 노화하면 탄력을 잃고 단단해집니다. 그리고 이렇게 혈관이 단단해지면 그만큼 더 큰 압력을 받게 되는 악순환이 발생합니다.

혈관 노화의 또 한 가지 원인은 '끈적이는 혈액'입니다. 혈액이 끈적거리면 혈액을 이동시키기 위해 더 강한 힘이 필요합니다. 그만큼 혈관의 평활근이 해야 할 일이 많아져 금방 지칩니다.

또 끈적거리는 혈액으로 인해 혈관 내벽이 쉽게 손상됩니다. 혈관이 손상되면 동맥 경화가 발생할 수 있고 혈관은 더욱 단단해집니다.

혈액이 끈적거리는 주된 원인은 혈관 내에 있는 당과 지질입니다. 건강 검진에서 혈당치가 높고 중성 지방이 많다는 결과가 나왔다면 혈관이 노화했을 가능성이 있습니다. 탄수화물이나 지질이 지나치게 많지 않은 깨끗한 혈액을 유지하는 것이 좋습니다.

치명적인 질병을 예방하는 방법

지금까지 내용을 정리해 보면 다음과 같습니다.

- 젊은 혈관은 유연하고 부드럽다.
- 노화한 혈관은 경직되어 있고 혈액을 밀어내는 힘이 약하다.
- 혈관 노화의 원인은 고혈압과 끈적거리는 혈액이다.
- 혈관이 끈적해지는 원인은 높은 혈당치와 중성 지방이다.

즉 혈관의 노화는 3대 생활 습관병이라고 불리는 고혈압, 당뇨병, 이상지질혈증과 밀접한 관련이 있습니다.

혈관이 노화하면 뇌경색, 뇌출혈, 심근경색과 같은 치명적인 질병을 일으킵니다.

따라서 혈관 건강을 지키면 위와 같은 치명적인 질병도 예방할 수 있습니다.

혈관 연령이라는 말이 자주 나오다 보니 혈관 연령을 객관적으로 측정할 수 있는지 궁금한 사람도 있을 것인데요. 이는 PWV(맥파 전달 속도)검사를 통해 알 수 있습니다.

PWV검사는 심장 박동이 동맥을 통해 손이나 발로 전달되는 속도를 측정해 혈관 연령을 알아보는 검사입니다. 양팔과 양 발목 네 군데에 센서를 달고 맥파 전달 속도를 측정해 계산식에 넣으면 '당신의 혈관 나이는 OO입니다'라고 알려줍니다.

경동맥 초음파 검사를 하면 동맥 경화로 인한 플라크가 화면에 명확하게 보입니다.

만약 자신의 정확한 혈관 상태가 궁금하다면 전문의와 상담해 보기 바랍니다.

혈관을 위한 '좋은 습관 만들기'는 40대부터 시작한다

설렁설렁해도 상관없다. 의식하는 것이 중요하다

2장부터는 혈관을 젊게 유지하기 위한 구체적인 방법을 소개하겠습니다.

혈관 건강은 생활 습관과 깊은 연관이 있습니다. 일상생활 속에서 누구나 쉽게 할 수 있는 '좋은 습관'을 많이 소개할 생각입니다. '이건 할 수 있을 것 같아'라고 생각하는 항목을 선택해서 실천해 보기 바랍니다.

처음부터 5가지 정도만 실천해도 상관없습니다. 부담 없이 시작할 수 있는 일부터 하면 됩니다.

예를 들면,

아침에 일어나서 입을 헹군다. (41페이지 참조)

배를 반원 모양으로 쓰다듬는다. (50페이지 참조)

술을 마실 때는 물도 함께 마신다. (120페이지 참조)

가끔 턱을 눌러준다. (135페이지 참조)

이러한 일들은 누구나 쉽게 할 수 있는 것들입니다.

좋은 습관을 기를 때 중요한 것은 항상 의식하고 있어야 한다는 점입니다. 가끔은 하지 않고 넘어가더라도 괜찮습니다. 어떻게 해야 혈관 건강이 좋아지는지 알고 기억하는 것만으로도 혈관 상태는 달라집니다.

실천했다 안 했다를 반복하다 보면 나도 모르는 사이에 혈관이 젊어져 있을 것입니다. 그리고 이 5가지가 습관이 되면 8가지, 10가지로 조금씩 좋은 습관을 늘려가기 바랍니다.

가능하면 빨리! 오늘부터 시작하자

또 한 가지 중요한 비결은 쇠뿔도 단김에 빼라는 속담처럼 마음먹었을 때 바로 시작하는 것입니다.

생활 습관병은 고령자들의 질병이라고 하지만 그렇지 않습니다. 예를 들면, 당뇨병의 경우 진단은 60세에 받을지도 모르지만 이미 그전에 10년, 20년 동안 병이 서서히 진행되었을 가능성이 높습니다.

혈당치가 높은 상태를 오랫동안 방치했기 때문에 조금씩 혈관이 손상되고 당뇨병이라는 심각한 질병 진단을 받게 되는 것입니다.

생활 습관병은 40대부터 예방하고 개선하기 위해 노력해야 합니다. 내일이 아니라 바로 오늘부터 시작합시다!

서문에서도 언급한 바와 같이 이 책에서 제공하는 QR코드를 통해 '혈관이 건강해지는 좋은 습관 체크 리스트'를 확인해 보기 바랍니다. 2장 이후에 본격적으로 다루게 될 '혈관이 건강해지는 습관'을 리스트로 만든 것입니다. 우선은 할 수 있겠다는 생각이 드는 항목을 체크합니다. 그리고 실천한 항목도 체크하면서 의식 속에 자리 잡을 수 있도록 하면 쉽게 습관화할 수 있습니다.

아침에
일어나자마자
해야 하는 습관

아침에 일어나면 입을 헹군다

아침에 일어난 직후의 입안은 항문보다 더럽다?

아침에 일어나면 제일 먼저 무엇을 하나요?

혈관 건강을 생각하면 아침에 일어난 직후는 매우 중요한 시간입니다. 2장에서는 아침에 일어났을 때 생활 습관에 대해서 살펴보겠습니다.

아침에 일어나면 목이 마르니까 물을 마셔야 한다고 생각하는 사람도 있을 것입니다. 실제로 우리가 자는 동안에도 몸에서 수분이 빠져나갑니다. 또 입을 열고 자는 버릇이 있는 사람은 갈증을 더 크게 느낍니다.

탈수 상태가 되면 혈액이 더 끈적거려 혈전이 생길 수 있기 때문에 아침에 일어나면 물을 마셔야 합니다. 하지만 일어나자마자 바로 물을 마시면 위험합니다. 그 전에 꼭 해야 할 일이 있습니다.

사실 우리의 입속에는 많은 세균이 살고 있습니다. 이를 잘 닦는 사람조차도 100억 마리의 세균이 입속에 있다고 하니 놀라울 따름입니다.

입속 세균 중에는 유해균, 초유해균도 상당히 많습니다. 이런 나쁜 균들은 자는 동안 증식합니다.

입이 건조하거나 끈적거리는 느낌이 있는 사람은 입속에 세균이 가득한 상태라고 생각하면 됩니다. 끈적거리는 이유는 세균과 세균이 만들어 내는 생물막(biofilm)이라는 물질 때문입니다. 잘 관리하지 않으면 1조 마리에 이르게 되는데 이는 항문 주변에 있는 세균 수보다 많습니다.

입속에 세균이 가득 차 있는데 물을 마시면 유해균이 물과 함께 모두 몸속으로 들어갑니다. 생각만 해도 끔찍하지 않나요?

이를 막으려면 어떻게 해야 할까요? 방법은 간단합니다. 물을 마시기 전에 입을 헹구면 됩니다. 그것만으로도 충분합니다.

사실은 양치가 가장 좋지만 아침을 먹은 후 다시 양치를 해야 하기 때문에 아침에 일어나서는 입을 헹구는 정도만으로도 좋습니다. 아침에 두 번 양치하는 것이 힘들지 않다면 일어나서 바로 가볍게 이를 닦는 것이 가장 좋습니다.

치주균이 장내 환경을 망친다

유해균 중에도 상당히 악질적인 세균이 치주균(periodontal disease bacteria)입니다.

치주균은 치아와 잇몸 사이에 치주 포켓이라고 불리는 틈을 만들어 그 안에서 살고 있습니다. 공기를 싫어해 깊이 틈을 파서 숨어버리는 까다로운 균입니다. 만약 잇몸에서 출혈이 있다면 치주균이 증식된 상태라고 생각하면 됩니다.

치주균을 악질적인 세균이라고 말한 이유는 출혈한 잇몸의 혈관을 통해 체내로 들어가 혈당치를 조정하는 인슐린의 역할을 방해하기 때문입니다. 즉 치주균이 있으면 혈당치가 올라가 혈관 노화가 진행됩니다.

게다가 잇몸 혈관을 통해 침입한 병균은 체내를 돌아다니며 나쁜 짓을 합니다.

치주병과 당뇨병의 상관관계를 밝혀내기 위해 신뢰할 수 있는 다양한 기관에서 실험이 이루어지고 있습니다. 치주병을 치료했더니 당뇨병이 좋아지는 등 유의미한 데이터가 많이 발표되고 있습니다.

또 입을 통해 들어간 치주균은 강한 산성을 띠는 위액으로 사멸한다고도 하지만 최근 연구에서는 그 일부가 장까지 도달한다는 사실이 밝혀졌습니다.

장에 도달한 치주균은 장내 세균의 균형을 깨뜨려 장내 환경을 망가뜨립니다. 대장암의 큰 원인일 수 있다는 지적도 나오고 있습니다.

이후에 자세히 설명하겠지만 이처럼 장내 환경은 혈관 건강을 지키는 데 있어 중요한 역할을 합니다. 결코 장내 환경이 망가지도록 방치해서는 안 됩니다.

치주균을 마시는 일은 매우 위험한 행동입니다. 잇몸에서 피가 나오지 않으니까 괜찮다고 안심해서는 안 됩니다. 출혈이 없더라도 대부분의 사람의 입에는 치주균이 있기 때문입니다.

아침에 일어나자마자 입을 헹구는 것은 모두가 꼭 실천해야 할 습관입니다.

아침 햇살을 받는다

자율 신경을 원활하게 전환한다

자율 신경은 혈관 건강과 깊은 연관이 있습니다.

자율 신경은 교감 신경과 부교감 신경이 상황에 맞게 전환되면서 균형이 유지됩니다. 예를 들면 중요한 일을 준비하고 있을 때나 운동, 게임에 열중하고 있을 때는 교감 신경이 활성화되어 집중력을 높여줍니다. 반대로 밤에 침대에 들어갈 때나 친한 친구와 편하게 있을 때는 부교감 신경이 활성화됩니다.

이것이 반대가 되면 회의 중에 멍하니 앉아있거나 밤에 잠들지 못

하는 일이 발생합니다.

교감 신경이 우위에 있을 때는 혈압이 높아지고 맥박도 빨라집니다. 뇌나 근육이 많은 산소와 영양분을 필요로 하기 때문입니다. 반대로 부교감 신경이 우위에 있으면 혈압이 떨어지고 맥박도 느려집니다.

아침에 일어난 직후는 부교감 신경에서 교감 신경으로 바뀌는 시간입니다. 이러한 전환이 잘 이루어지면 규칙적인 생체 리듬이 생겨납니다. 여기서 중요한 것이 태양광입니다.

시각 신경 가까이에 빛을 느끼고 뇌에 전달하는 기관이 있습니다. 아침에 햇빛을 충분히 받으면 뇌가 각성하고 교감 신경이 자극을 받습니다.

눈을 떴는데 침대 안에서 뒹굴뒹굴하거나 커튼을 닫은 채로 어두운 밤에 있으면 자율 신경이 적절하게 전환되지 않습니다.

'일찍 자고 일찍 일어나기'가 아니라 '일찍 일어나고 일찍 자기'

아침 햇살에는 또 한 가지 중요한 역할이 있습니다.

수면을 관장하는 '멜라토닌'이라는 호르몬은 아침 일찍 햇볕을 받고 나서 약 15시간 후에 분비됩니다.

예를 들면 아침 7시에 햇볕을 쬐면 밤 10시에 졸음을 느낍니다. 아침에 힘들게 빨리 일어났는데 어두운 방에만 있으면 밤에 쉽게 잠들지 못합니다.

일찍 자고 일찍 일어나는 것이 아니라 일찍 일어나고 일찍 자야 합니다. 이렇게 말하면 '새벽 5시에 일어나면 밤 8시에 졸리는 거잖아? 그럼 안 되는데…'라고 생각하는 사람도 있는데 걱정할 필요가 없습니다.

멜라토닌 분비는 어두워졌을 때 스위치가 켜지기 때문입니다. 밤 8시에 분비할 준비를 하지만 밝은 곳에 있으면 분비되지 않습니다.

반대로 생각하면 밝은 방에서는 멜라토닌이 분비되지 않습니다. 그렇기 때문에 잘 때는 조명을 꺼야 합니다.

시간대별 멜라토닌 분비량

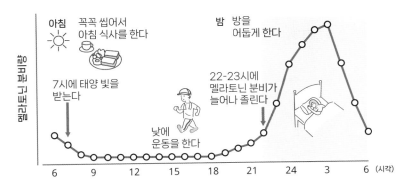

아침 꼭꼭 씹어서
아침 식사를 한다

밤 방을
어둡게 한다

7시에 태양 빛을
받는다

22-23시에
멜라토닌 분비가
늘어나 졸린다

낮에
운동을 한다

멜라토닌 분비량

6   9   12   15   18   21   24   3   6 (시각)

배를 반원 모양으로 쓰다듬는다

장은 제2의 뇌, 장내 환경을 개선하자

코로나바이러스의 영향으로 만성 변비나 설사에 시달리는 사람이 증가했습니다.

장은 영양소나 수분을 흡수하는 장기로 그 주변에는 굵은 혈관이 지나고 있습니다. 만약 장의 상태가 나빠지면 유해 물질이 발생하고 그것이 혈관으로 흘러 들어갑니다. 장에 문제가 생기면 자율 신경을 통해 혈관에도 악영향을 줍니다.

또한 장은 뇌와 직접 연결되어 있기 때문에 '제2의 뇌'라고도 불립니다. 인간뿐만 아니라 동물도 정신적으로 불안정해지면 화장실에 가고 싶다고 느낍니다. 반대로 배변 활동이 잘 되면 기분이 좋은 것도 인간과 동물의 공통적인 현상입니다.

식사는 위에서 소화되고 주로 소장에서 흡수됩니다. 위와 소장에 음식이 머무르는 시간은 각각 2시간 정도인데 대장에서는 2~3일 정도 머무릅니다. 그 사이에 수분을 흡수하고 변을 만듭니다.

대장을 너무 빠르게 통과하면 수분이 많은 변이 되고 지나치게 오래 머무르면 변이 단단해져 변비에 걸립니다.

일반적으로 이상적인 변은 바나나 모양이라고 합니다. 대장의 장내 환경이 좋으면 이러한 이상적인 변이 만들어집니다.

장내 환경에 영향을 주는 것이 장내 세균입니다. 대장에는 100~200종류, 약 100조 마리의 장내 세균이 살고 있습니다. 장내 세균은 '유익균'과 '유해균', 상황에 따라서 유익균이 되기도 하고 유해균이 되기도 하는 '기회성 병원균', 이 세 종류로 나뉩니다. 유익균이 많은 편이 좋다고 생각하겠지만 2:1:7의 비율이 가장 이상적이라고 합니다.

바로 효과가 나타나는 대장 마사지

변비를 해결할 수 있는 생활 습관이 대장 마사지입니다.

소장과 대장은 오른쪽 하복부에서 연결됩니다. 소장에서 온 음식은 오른쪽 옆구리 부근에서 위로 올라갑니다. 그리고 90도로 꺾어서 배꼽 밑을 지나 다시 90도를 꺾어서 왼쪽 옆구리 쪽으로 내려갑니다.

변비는 이 길의 어딘가가 막혀있는 상황을 말합니다. 따라서 이 길을 따라 오른쪽 하복부부터 둥글게 반원을 그리듯이 쓰다듬어 주면 변비가 좋아집니다.

또 소장과 연결되는 부분과 대장이 직각으로 꺾이는 두 군데, 총 세 군데가 변이 정체되기 쉬운 부분이기 때문에 이 부분을 손가락으로 가볍게 누르듯이 만져주면 효과적입니다.

대장 마사지는 바로 효과가 나타나기 때문에 아침에 일어나서 하면 아침 식사를 마칠 때쯤 신호가 옵니다.

대장 마사지하는 방법

마사지를 하면 도움이 되는 세 군데 장소

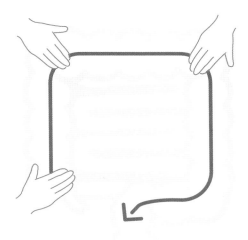

오른쪽 하복부부터 둥글게
반원 모양을 그리듯 마사지한다.

'아~'라고 소리를 낸다

왜 대화가 중요할까?

코로나바이러스와 팬데믹으로 인한 악영향은 셀 수 없이 많겠지만 그중 하나가 사람과 이야기할 기회가 줄었다는 것입니다.

사람과 직접 만나서 이야기하면 뇌가 활성화되고 혈류가 좋아집니다. 메일이나 메시지를 주고받는 것만으로는 충분하지 않습니다.

게다가 입을 움직이면 타액의 분비가 활발해집니다. 타액 분비량이 적어지면 '구강건조증', 즉 입안이 건조해져 유해균이 번식하기 좋은 환경이 됩니다.

또 타액은 살균 효과 외에도 발음을 좋아지게 하고 연하(삼킴) 작용을 도와주며 맛을 잘 느낄 수 있도록 해주는 등 사소하지만 중요한 역할을 합니다.

이제는 코로나바이러스도 어느 정도 진정된 상황이므로 가능하면 대화를 많이 해서 타액이 충분히 분비되도록 하는 것이 좋습니다.

노래를 부르는 것도 좋다

문제는 혼자 사는 사람입니다. 어떨 때는 온종일 한마디도 하지 않는 날도 있을 것입니다. 그런 상황에서는 건강한 생활을 하기가 힘듭니다.

제 지인은 매일 아침 좋아하는 노래를 부른다고 합니다. 만약 층간 소음 문제가 없다면 꼭 따라 했으면 하는 좋은 습관입니다.

노래를 하기 힘든 상황이라면 "하나, 둘, 셋"과 같이 소리를 내 보는 것도 좋습니다. 소리를 내면 자율 신경도 안정화됩니다.

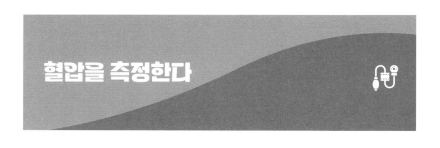

혈압을 측정한다

가정 혈압이 중요시되고 있다

　매일 아침 혈압을 재야 한다고 하면 귀찮아하는 사람도 있습니다. 하지만 혈관 건강에 관해 이야기할 때 혈압 측정은 빼놓을 수 없습니다. 매일 아침은 아니더라도 자주 재보는 것이 좋습니다.

　의학적 견해도 병원에서 재는 진찰실 혈압보다 집에서 재는 가정 혈압을 더 중시하는 방향으로 바뀌고 있습니다.

　그 이유는 가정에서는 혈압을 매일 같은 조건에서 잴 수 있기 때문입니다. 병원에서는 오래 기다려야 해서 지치기도 하고 긴장하기도 해서 원래 혈압보다 높게 측정되는 경우가 많습니다.

하지만 가정에서는 편안한 상태로 측정할 수 있습니다. 같은 시간에 같은 조건에서 측정할 수 있다는 것이 큰 장점입니다.

또 최근에는 가정용 혈압계가 많이 발달하여 간편하고 정확도도 높습니다. 사용하기 편리하고 정확하게 측정이 된다면 사용하지 않을 이유가 없습니다.

가정용 혈압계는 어떤 제품을 사용하면 좋을까?

아무리 혈압계가 발달했다고 하더라도 정확한 방법으로 사용하지 않으면 역효과가 납니다. 바른 사용법을 익혀야 합니다.

혈압계는 다양한 종류가 있지만 팔에 커프를 감아서 측정하는 제품이 가장 좋습니다.

손가락 끝이나 손목에서 측정하는 혈압계는 그다지 추천하지 않습니다. 왜냐하면 혈압은 심장과 비슷한 높이에서 재야 정확하기 때문입니다. 손가락 끝이나 손목은 높이가 항상 일정하지 않다는 단점이 있습니다.

적당한 크기에 디자인도 좋은 제품이 많이 나와 있으니 마음에 드는 제품을 구매해서 적절한 곳에 놓아두면 됩니다.

2번 측정하고 3번은 측정하지 않도록 한다

혈압은 매일 정해진 시간에 측정합니다. 일어나서 1시간 이내, 아침 식사 전이 좋습니다.

아침을 먹으면 금방 교감 신경이 활성화되고 혈압이 올라가기 시작합니다. 그래서 그 전 시간대가 가장 좋습니다.

혈압계 앞에 앉으면 심호흡을 해서 기분을 편안하게 안정시킵니다. 그리고 커프를 팔에 감습니다. 커프는 팔꿈치에서 손가락 두 개 정도 위에 감습니다. 너무 세게 감지 않도록 주의해야 합니다.

그럼 이제 혈압을 재겠습니다. 두 번 재는 것이 중요합니다. 아무리 자기 집이라고 해도 혈압을 잴 때는 다소 긴장하기 때문입니다. 두 번 재고 두 번째 수치를 기록합니다.

수치를 못 믿겠다며 여러 번 재는 사람이 있는데 좋지 않습니다. 두 번까지만 재도록 합시다.

다음으로 중요한 것은 기록입니다. 재기만 해서는 의미가 없습니다. 달력이든 수첩이든 상관없습니다. 꼭 수축기와 이완기 혈압을 기록으로 남겨야 합니다. 그리고 병원에 갈 때 반드시 가지고 가면 의사에게는 최고의 데이터가 됩니다.

아침 식사는 충분히 먹는다

혼자 사는 남성의 65%는 아침을 거른다

젊은 세대를 중심으로 아침을 거르는 사람이 늘어나고 있습니다.

후생노동성 조사에 따르면 20대에는 남성 34.3%, 여성 22.0%가 아침을 먹지 않는다고 합니다. 이것을 혼자 사는 사람으로 범위를 좁혀보면 무려 남성 65.5%, 여성 29.0%라는 놀라운 수치가 나옵니다.

아침 식사는 활기차게 하루를 시작하기 위한 에너지원입니다. 충분히 영양소를 섭취해야 합니다.

더욱 놀라운 것은 다이어트 때문에 아침을 먹지 않는다고 말하는 사람이 늘어나고 있다는 점입니다.

아침 식사를 거르면 전날 저녁 식사부터 그날 점심까지 15시간 이상, 단식하게 됩니다. 그 상태로 탄수화물이 많은 면이나 덮밥을 먹으면 어떻게 될까요?

순식간에 탄수화물을 흡수해서 혈당이 급격히 올라갑니다. 게다가 갑자기 늘어난 탄수화물을 간에 저장하려고 해서 지방간이 되기도 합니다. 이처럼 다이어트를 하려고 아침 식사를 하지 않으면 오히려 역효과가 납니다.

단백질, 탄수화물, 우유, 차로 아침 식사하기

이상적인 아침 식사에 필요한 것은 충분한 단백질입니다. 햄이나 소시지, 달걀 등이 좋습니다.

일본의 전통 숙소인 료칸에 가면 아침 식사로 항상 나오는 것이 구운 생선입니다. '앞으로 여행을 할 사람에게 영양분을 제공한다'라는 의미에서 좋은 메뉴라고 할 수 있습니다.

우유도 추천합니다. 단백질이나 칼슘이 포함되어 있고 식사에 따라서 산성화되기 쉬운 입속을 중화해주기 때문입니다. 입속이 산성이 되면 이가 잘 썩고 치주병을 유발합니다.

활동할 때 에너지원으로 작용하는 탄수화물도 필요합니다. 일식이라면 밥, 양식이라면 빵을 적당량 먹으면 좋습니다. 최근에 유행하는 오트밀 등도 도움이 됩니다.

흡수가 잘 되는 과당이 많은 과일은 그다지 추천하지 않지만 아침식사로는 괜찮습니다. 제철 음식의 신선한 맛을 즐겨보세요.

차나 커피도 취향에 맞게 마시면 됩니다. 녹차에는 항산화 작용이 있어 혈관 노화를 막는다고 합니다.

그리고 의외로 커피에는 혈당을 낮추는 효과가 있습니다. 쓴맛이 있는 블랙커피가 좋습니다.

앉아서 스쾃을 하자

대근육을 단련하는 것이 기본 원칙이다

아침 식사를 충분히 하고 나서 운동을 합시다. 운동을 하면 몸이 잠에서 깨고 자율 신경의 전환이 이루어집니다.

물론 걷기 등의 유산소 운동도 좋지만 저는 스쾃(Squats)을 추천합니다.

스쾃은 허벅지와 엉덩이 근육을 자극하는 근육 트레이닝입니다. 허벅지의 앞쪽 부분에는 대퇴사두근, 뒤쪽에는 햄스트링이라고 하는 큰 근육이 있습니다. 엉덩이 대둔근은 인체에서 가장 큰 근육입니다.

근육 트레이닝의 기본은 대근육을 단련하는 것입니다. 근육 안에는 많은 혈관이 지나고 있고 대근육에는 당연히 혈관도 많습니다. 스쾃을 하면 혈관에도 자극이 전달되어 혈류가 좋아집니다.

혈관을 넓히는 물질이 생기는 추천 운동: 앉아서 하는 스쾃

운동의 효능으로서 알아두었으면 하는 것이 일산화질소(NO)라는 물질입니다.

일산화질소에는 혈관을 확장해 혈류를 개선하는 효과가 있습니다. 이렇게 좋은 효과를 기대할 수 있는 일산화질소는 운동을 할 때 혈관 속에서 발생합니다.

특히 일산화질소가 많이 발생하는 운동은 힘을 넣었다가 갑자기 빼는 운동입니다.

제가 강력하게 추천하는 운동이 '앉아서 하는 스쾃'입니다.

앉아서 하는 스쾃은 근육에 부하가 걸린 상황에서 10초간 자세를 유지하고 그 후에 의자에 앉아 빠르게 긴장을 풀어주는 운동입니다. 힘을 뺀 순간에 일산화질소가 나와 혈관을 넓혀줍니다.

앉아서 스콰트하는 방법

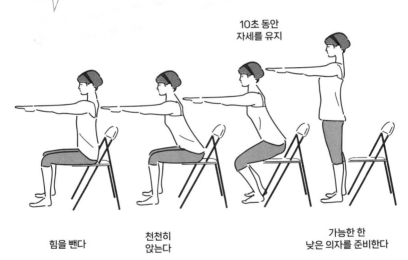

숨을 들이마시면서
천천히 앉는다

반대의 움직임을
하며 일어난다

10초 동안
자세를 유지

힘을 뺀다

천천히
앉는다

가능한 한
낮은 의자를 준비한다

아침에 일어나자마자 해야 하는 습관

우선 가능한 한 낮은 의자를 준비합니다. 일어섰을 때 무릎의 위치보다 앉는 면이 낮은 의자가 가장 좋습니다.

의자 앞에 서서 등을 곧게 세우고 팔을 가슴 앞에서 쭉 폅니다. 그리고 가능한 한 천천히 자세를 낮춥니다. 호흡을 멈추지 않도록 하고 무릎이 발끝보다 앞으로 나오지 않게 하는 것이 중요합니다.

앉는 면에 허벅지가 닿을 것 같으면 거기서 멈춥니다. 10초 동안 그 자세를 유지합니다. 그때 근육이 더 많은 자극을 받습니다. 그리고 의자에 앉아 힘을 빼면 혈관 안에 일산화질소가 발생합니다.

몇 초 동안 쉬고 난 후 이번에는 반대 동작을 하며 일어납니다.

이것을 한 세트로 5세트를 하면 효과를 기대할 수 있습니다.

처음에는 한 번만 해도 힘들지 모릅니다. 하지만 꾸준히 하다 보면 근육이 튼튼해집니다.

나이가 들어 일어나거나 걷기가 힘들어지면 그것이 결국 노쇠(frailty)의 원인이 되기도 합니다. 그러다가 나중에는 남의 도움 없이는 생활할 수 없는 상태가 되는 사람도 많습니다.

앉아서 하는 스쾃을 습관화해 혈관 건강을 지키고 노쇠를 예방해야 합니다.

5초 만에 할 수 있는 혀 세척

입안은 세균이 가장 많은 곳이다

입안에 유해균이 많이 살고 있다고 앞서 설명했습니다. 그렇다면 구체적으로 입속 어디에 세균이 많다고 생각하나요?

바로 혀 위입니다. 입속 세균의 70% 가까이가 혀에 붙어있다고 합니다.

평소에는 거의 의식하지 않지만 혀 표면에는 '혀 유두'라고 하는 돌기가 무수히 많이 있어 울퉁불퉁한데요. 그곳에 세균이 많이 붙어 있습니다.

따라서 이를 닦기만 한다고 해서 유해균을 모두 없앨 수 없습니다. 혀를 씻는 전용 클리너로 관리하는 편이 좋습니다.

효과적인 혀 세척법

혀 세척은 아침에 양치할 때 함께 하면 좋습니다.

세면대 거울 앞에 서면 입을 가볍게 헹굽니다. 다음으로 거울을 향해 혀를 내밀어 보세요. 혀 표면이 하얗게 보이지는 않나요? 그것이 바로 '설태'라고 불리는 것으로 기본적으로는 상피에서 벗겨져 나온 물질인데요. 세균의 온상이자 입 냄새의 원인이 되기도 합니다.

이때 혀 클리너를 꺼냅니다. 최근에는 대형마트나 인터넷 쇼핑몰 등에서 다양한 상품을 판매하고 있으니 마음에 드는 제품을 사서 써보기 바랍니다.

설태는 혀 안쪽에 있는데 클리너를 안쪽까지 깊이 넣으면 구역질이 날 수 있습니다. 가능한 한 혀를 앞으로 쭉 빼서 해야 합니다.

그리고 안쪽에서 혀끝 쪽으로 4, 5번 정도 부드럽게 닦아줍니다. 혀 표면의 중앙 부분을 안쪽에서 혀끝 방향으로 닦는 것이 효과적인 방법입니다.

혀의 표면은 점막이기 때문에 강하게 닦으면 안 됩니다. 가볍게 닦기만 해도 설태는 깨끗하게 제거됩니다. 설태가 다 제거돼서 혀가 옅은 분홍색을 띠게 되면 혀 세척은 끝난 것입니다. 처음에는 시간이 걸릴지도 모르지만 매일 반복하면 시간도 짧아집니다.

혀를 단련해 구강 호흡을 막는 트레이닝: 혀 돌리기 운동

혀 세척을 하려고 혀를 앞으로 쭉 내민 김에 '혀 돌리기 운동'을 해봅시다.

입을 닫고 바깥쪽 잇몸, 볼 안쪽을 혀로 훑듯이 움직입니다. 처음에는 5번 정도로 시작해서 20번을 목표로 하면 됩니다. 반대 방향으로도 해줍니다.

혀는 근육 덩어리입니다. 혀 근육이 약해지면 연하(삼킴) 작용을 제대로 할 수 없게 되고 입이 반 정도 열리기도 합니다. 수면 중에 입이 열리는 원인 중 하나는 혀의 힘이 약해졌기 때문입니다.

혀를 단련시켜 구강 호흡을 예방하는 '혀 돌리기 운동' 방법

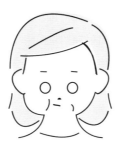

오른쪽으로 돌리기 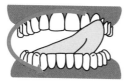 왼쪽으로 돌리기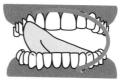

입술을 닫은 상태에서 위아래 치아 표면을 훑듯이 움직인다.
반대 방향으로도 한다.

식사할 때
의식해야 하는
습관

고기나 채소부터 먹는다

단백질을 늘리고 탄수화물과 염분은 줄인다

혈관 건강에서 가장 기본이 되는 것은 역시 식사입니다. 간단하게 말하면 단백질을 충분히 섭취하고 탄수화물과 염분을 줄여야 합니다.

콜레스테롤을 걱정하는 사람이 많은데 중요한 것은 좋은 콜레스테롤인 고밀도 지단백(HDL) 콜레스테롤과 나쁜 콜레스테롤인 저밀도 지단백(LDL) 콜레스테롤의 비율입니다. LDL 콜레스테롤이 다소 많더라도 HDL 콜레스테롤이 많으면 그렇게 걱정할 필요는 없습니다.

LDL 콜레스테롤 중에서도 특히 안 좋은 것은 소형 LDL 콜레스테롤입니다.

콜레스테롤은 세포벽을 만드는 재료가 되기 때문에 수치가 너무 낮아도 좋지 않습니다. 약으로 무조건 낮추는 방법은 그다지 추천하지 않습니다.

세포는 처음에 먹은 것을 탐욕스럽게 흡수한다

우선 탄수화물 이야기부터 하겠습니다.

탄수화물을 과잉 섭취하면 문제가 되는 이유는 바로 혈당이 높아지기 때문입니다.

같은 양의 탄수화물을 먹어도 혈당이 올라가지 않으면 괜찮습니다. "그럴 수가 있나요?"라고 묻는 사람도 있을 텐데 실제로 가능합니다.

소장은 공복 상태에서 식사를 하면 처음 섭취하는 음식을 더 탐욕스럽게 흡수하는 성질이 있습니다. 소장 벽의 주름은 음식이 들어오기를 목이 빠져라 기다리고 있습니다.

그런 상태에서 탄수화물 함량이 높은 백미를 먹으면 순식간에 혈당이 올라갑니다. 이를 혈당 스파이크라고 합니다.

반대로 먼저 단백질을 먹으면 단백질이 충분히 흡수됩니다. 즉 식사가 나오면 밥부터 먹지 말고 고기나 생선, 채소부터 먹도록 해야 합니다.

채소에 많이 들어가 있는 식이섬유는 흡수되지 않고 장 속에서 오래 머무릅니다. 식이섬유를 먼저 먹으면 탄수화물의 흡수 속도는 더 느려집니다.

또 혈당 스파이크는 건강 검진에서 혈당치가 정상 수치로 나온 사람에게도 발생할 수 있습니다. 급속도로 올라가더라도 정상으로 다시 돌아오기 때문에 발견하기 힘들다는 것이 특징입니다.

바로 정상으로 돌아오면 괜찮다고 생각할 수 있지만 단시간 안에 혈당치가 급속도로 높아지면 혈관이나 간이 타격을 입을 수 있다는 보고도 있기 때문에 방심해서는 안 됩니다.

혈당이 '정상인 상태'와 '혈당 스파이크'

건강한 상태

혈당치

혈당 스파이크

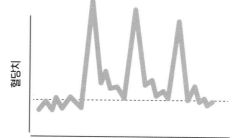

혈당치

제 3 장

식사는 가능한 천천히 한다

밥을 빨리 먹으면 혈관이 다칠 수 있다

탄수화물 흡수 속도를 늦추는 방법은 또 있습니다.

바로 천천히 식사를 하는 것입니다. 일본에는 서서 먹는 메밀국수 가게가 많이 있는데 모두가 마치 경쟁하듯 빠른 속도로 메밀국수를 흡입합니다. 그렇게 급하게 먹은 음식은 굶주린 소장 벽의 먹이가 되고 혈당치가 급상승합니다.

게다가 염도가 높은 국물까지 다 마시는 것은 쐐기를 박는 일입니다. 그 한 끼만으로도 혈관은 엄청난 타격을 입게 됩니다.

누군가와 함께 식사를 즐긴다

누군가와 함께 식사를 하면 식사 속도를 늦출 수 있습니다. 혼자 밥을 먹으면 아무래도 빨리 먹게 됩니다. 코로나바이러스의 영향으로 회식 문화가 많이 사라졌는데 친구와 함께 점심을 먹으면 흡입하듯이 밥을 먹는 일도 없어집니다.

가족과 함께 산다면 대화하면서 천천히 밥을 먹는 것이 좋습니다. 혼자 식사할 때는 텔레비전을 보거나 스마트폰을 보면서 먹으면 식사 속도를 늦출 수 있습니다. 어릴 때는 그렇게 하면 부모님께 혼났겠지만 생활 습관병을 걱정해야 하는 성인이라면 그렇게 하는 편이 오히려 더 좋습니다.

20번 씹는다

잘 씹는 것이 중요하다: 타액의 효용

밥을 천천히 먹는 가장 좋은 방법은 오래 씹는 것입니다.

밥을 먹을 때 몇 번 정도 씹고 삼키나요?

음식을 입에 넣고 30번씩 씹은 후 삼키는 것이 좋다고 하지만 우선 20번 정도부터 시작해 봅시다. 그게 가능해지면 30번으로 목표를 상향 조절하면 됩니다.

잘 씹으면 밥을 천천히 먹을 수 있다는 장점 이외에도 좋은 점이 있습니다.

우선 타액이 많이 나옵니다. 타액은 항균 작용이나 자정 작용, 연하(삼킴)를 돕는 효과가 있습니다. 맛도 잘 느끼게 해줍니다. 음식의 미각 성분을 잘 감싸서 혀의 맛봉오리(혀에서 맛을 느끼게 해주는 부분-옮긴이)에 전달합니다. 이처럼 잘 씹으면 식사를 한층 더 맛있게 즐길 수 있습니다.

또 타액에는 소화를 돕는 작용이 있습니다. 타액과 음식물이 잘 섞이면 위의 부담이 줄어듭니다.

치매를 예방한다

식사를 할 때 많이 씹으면 좋은 점은 이외에도 여러 가지가 있습니다.

도쿄도 복지 보건국이 발표한 자료에 따르면 현대인은 한 번 식사할 때 620번 씹는다고 합니다. 그런데 에도 시대(1603~1867년, 에도 지역이 정치의 중심이었던 시대-옮긴이)에는 1,465회, 더 거슬러 올라가야요이 시대(기원전 3세기에서 기원후 3세기로 청동기 시대와 철기 시대에 해당-옮긴이)에는 3,990회였다고 합니다. 6배 이상 되는 수치입니다.

현대인들이 얼마나 씹지 않고 그냥 삼키는지 알 수 있습니다.

뇌과학 분야에서는 저작 활동(씹는 행위)이 뇌에 좋은 자극을 주어 치매 예방에도 도움이 된다고 합니다. 이처럼 오래 씹는 것에는 다양한 이점이 있습니다.

면은 주 1회만 먹는다

70% 이상의 사람들이 주 1회 이상 면 요리를 먹는다

번화가를 걷다가 주변을 둘러보면 면 요리를 파는 가게가 많다는 사실을 알 수 있습니다. 라면, 메밀 국숫집, 우동, 파스타 등을 파는 곳이 줄지어 서 있고, 중화요리 가게에서는 볶음면, 중화면, 중국식 냉면 등의 메뉴를 판매합니다.

여러분들은 일주일에 몇 번 정도 면 요리를 먹나요?

리서치 회사인 마이보이스컴이 전국의 남녀 만 명을 대상으로 조사한 결과 주 2, 3회 면 요리로 식사한다는 사람이 33.8%로 가장 많았고 주 1회가 27.7%, 주 4회 이상이 12.4%였습니다. 매일 먹는다고 답한 사람도 3.2%였습니다.

간편하기 때문이라는 답변이 가장 많았습니다. 후루룩 잘 넘어가기도 하고 그것만으로도 한 끼를 해결할 수 있기 때문에 간편하다고 느끼는 것이겠지요.

편의점이나 마트에 가면 컵라면, 인스턴트 면 요리, 냉동 면 등 다양한 형태의 면 요리가 판매되고 있습니다. 집에서 점심을 먹는 일이 많은 주부에게도 매우 편리한 메뉴입니다.

우동과 심야 시간의 라면은 삼가는 편이 좋다

하지만 면 요리는 건강에 좋지 않습니다.

탄수화물 덩어리인 데다가 간이 센 요리가 많기 때문입니다. 게다가 빨리 먹게 된다는 특징이 있습니다. 면 요리를 먹더라도 국물은 남기고 적어도 주 1회 정도로 조절하는 것이 좋습니다.

면 중에서도 특히 주의가 필요한 것이 우동입니다. 탄수화물은 당질과 식이섬유로 구성되어 있는데 우동은 당질이 많은 식품입니다.

반대로 메밀국수는 식이섬유가 약간 많습니다.

게다가 우동은 제조 과정에서 소금을 많이 사용합니다. 하얗게 생겨서 착해 보이지만 결코 우동을 믿어서는 안 됩니다.

술을 마신 후에 마무리로 라면을 먹는 습관도 좋지 않습니다. 밤 늦은 시각에 탄수화물과 염분을 대량으로 섭취하면 혈관을 고문하는 행위라는 사실을 잊어서는 안 됩니다.

밥과 된장국은 마지막에 먹는다

탄수화물 흡수를 늦추는 비결

탄수화물 흡수를 늦추는 방법을 알아보겠습니다.

앞서 식사할 때는 '단백질이나 채소부터 먹는다'라는 비결을 소개했습니다. 그리고 가능하다면 마지막에 밥과 된장국을 먹는 것을 추천합니다.

하지만 배가 고플 때 눈앞에 갓 지은 흰 쌀밥이 나오면 자기도 모르게 손이 갑니다. 때문에 집에서 밥을 먹을 경우 밥과 된장국, 채소 절임은 다른 음식을 어느 정도 먹고 마지막에 내오도록 해야 합니다. 반찬을 먹은 후라서 포만감도 느껴질 때쯤이기 때문에 밥은 적은 양만 먹어도 만족할 수 있습니다.

한마디로 식사의 마무리로 밥을 먹는 것입니다. 가이세키 요리(연회에서 제공되는 최고급 코스 요리-옮긴이)를 떠올려 보면 소량씩 나오는 다양한 요리를 즐긴 후에 마지막에 밥이 나옵니다. 이것이 대표적인 건강한 식사법입니다.

앞서 자제해야 한다고 말했던 면 요리는 이렇게 순서대로 먹을 수가 없습니다. 처음에는 스파게티의 면을 먹지 않고 소스만 먹을 수도 없고 튀김 메밀국수를 주문하고 튀김을 먼저 먹는 것도 이상하기 때문입니다.

마지막에 생채소를 먹는다

혈관 노화를 막는 식사의 마무리

앞서 식사의 마지막에 밥과 함께 된장국과 채소 절임을 먹는 것이 건강한 식사법이라고 말씀드렸습니다.

된장, 간장, 채소 절임, 낫또, 건어물 등은 대표적인 발효 식품입니다. 발효 식품에는 항산화 작용이 있어 혈관의 노화를 막을 수 있습니다. 게다가 채소 절임과 낫또에는 식이섬유가 들어있습니다. 이러한 식이섬유를 밥과 함께 먹으면 건강에 매우 좋습니다.

마지막에 채소로 입도 속도 깔끔하게

식사 마지막에 먹으면 좋은 음식을 하나 더 소개하겠습니다. 그것은 바로 생채소입니다.

디저트 대신 샐러드를 먹는 것이 건강에는 더 도움이 됩니다.

생채소는 아삭아삭한 식감도 느낄 수 있고 턱을 많이 움직여야 하기 때문에 타액 분비를 촉진합니다. 앞에서도 소개했듯이 타액에는 살균 작용, 소화를 돕는 작용이 있습니다.

또 당근, 양상추, 셀러리 등은 '청소성 식품'이라고 불리며 치아 사이에 남아 있는 찌꺼기를 깨끗하게 청소해 줍니다. 음식물 찌꺼기가 입안에 남아있으면 그것이 플라크, 치석, 치주염의 원인이 됩니다.

위에서 소화된 생채소는 식이섬유와 함께 장으로 이동해 장의 주름 사이사이를 깨끗하게 청소합니다. 즉 우수한 환경미화원이라고 할 수 있습니다.

식후에 먹으면 좋은 생채소는 양배추, 셀러리, 당근 등입니다. 이처럼 혈관 건강을 지키려면 마지막에 채소를 먹어야 합니다.

간장은 뿌리지 말고 찍어 먹는다

염분은 혈관의 가장 큰 적이다

간장과 된장은 우수한 발효 식품으로 장내 환경을 개선하는 조미료입니다. 하지만 한 가지 단점이 있습니다. 바로 염도가 높다는 사실입니다.

염분은 혈관의 가장 큰 적입니다. 간장 1큰술에 포함된 염분의 양은 2.9g, 일반적인 된장국 한 그릇의 염분량은 1.5g입니다.

후생노동성이 권장하는 하루의 염분량이 남성 7.5g 미만, 여성 6.5g 미만이라는 점을 생각하면 간장 1큰술에는 꽤 많은 염분이 들어가 있는 셈입니다.

건강에 좋은 식품이지만 염분을 생각하면 간장과 된장은 적당량
을 사용하는 것이 중요합니다.

염분을 줄이는 생활 비법

간단한 방법은 염도가 높지 않은 간장으로 바꾸는 것입니다. 일본
에서는 염분이 일반 상품보다 50~80%인 것을 '저염', 50% 이하인
것을 '감염(減鹽)'이라고 부릅니다.

시판 감염 간장으로 바꾸면 단순히 계산해서 염분을 반으로 줄일
수 있습니다. 다만, 염분이 부족하다고 지나치게 많이 넣지 않도록
해야 합니다.

또 한 가지 방법은 음식에 직접 뿌리지 않는 것입니다. 채소 절임
과 일본식 나물 요리, 차가운 연두부에 간장을 뿌리는 경우가 있는
데 거의 1큰술 정도의 간장이 들어갑니다.

작은 종지에 간장을 담고 필요한 양만큼 찍어 먹는 것이 좋습니다.

물론 채소볶음 요리 등에 간장을 뿌리는 것도 좋지 않습니다. 염

분이 부족해서가 아니라 습관적으로 그렇게 하는 경우도 많은 듯합니다. 그렇다면 바꾸어야 합니다.

그리고 조금씩 종지에 더는 간장의 양도 줄여야 합니다. 종지에 남아 있는 간장의 양을 보고 다음부터는 조절하는 것입니다. 이렇게 신경 쓰다 보면 자연스럽게 염분 섭취량을 줄일 수 있습니다.

된장국에 들어가는 된장의 양을 서서히 줄인다

미각을 조금씩 적응시킨다

된장도 저염 된장이 있습니다. 하지만 된장은 간장과는 다르게 수치 규정이 없습니다. 대부분의 회사가 자사의 일반 제품 대비 20% 전후로 염분을 줄인 제품을 저염 된장이라고 부릅니다. 마음에 드는 풍미의 제품을 찾는다면 바꿔보는 것도 방법입니다.

예전에 한 TV 프로그램에서 재미있는 실험을 했습니다.

된장국에 들어가는 된장 양을 한 번에 줄였더니 대부분의 손님이 "싱겁다, 맛없어!"라는 반응을 보였습니다. 그런데 한 달 동안 조금씩 된장 양을 줄였더니 모두가 눈치를 채지 못했습니다. 이처럼 인간의 미각은 익숙하지 않은 맛은 구분할 수 있지만 절대적인 미각은 존재하지 않는 것일지도 모르겠습니다.

싱거운 맛을 채워주는 비밀 아이템

이것은 된장에만 해당하는 이야기는 아닙니다. 채소볶음을 요리할 때도 갑자기 염분을 줄이면 싱겁다고 생각할 수 있는데 조금씩 소금의 양을 줄이면 익숙해지고 그것이 기준이 됩니다.

조금 부족하다고 느껴진다면 향신료를 사용하는 것도 좋은 방법입니다. 카레에 포함된 강황 성분은 치매 예방에도 도움이 된다고 합니다. 오레가노(따뜻한 지중해 지역에서 자생하는 식물로 잎을 말려서 허브로 쓴다-옮긴이)를 넣어 이탈리안 풍으로 만들어도 꽤 멋진 요리가 됩니다.

천연 소금으로 바꾼다

식탁염은 순도 100%의 소금

가정에서 요리할 때 어떤 소금을 사용하나요?

소금 사업 센터에서 판매하는 빨간색 뚜껑의 식탁염(table salt)을
사용하는 사람도 많을 것입니다. 만약 부엌에 있다면 성분표를 확인
해 보세요.

- 열량 : 0Kcal
- 단백질 : 0g

- 지질 : 0g

- 탄수화물 : 0g

- 식염 상당량 : 99.9g

이렇게 기재되어 있습니다. 즉 인공적으로 정제해 순도 100% 소금을 만들고 있는 것입니다.

이에 비해 천연 소금이라고 불리는 제품은 해수나 바위에서 나오는 소금으로 만듭니다. 포함된 성분은 산지나 제조법에 따라서 다르지만 '식염 상당량 80%' 정도인 제품이 많습니다. 나머지 20%는 마그네슘, 칼륨, 칼슘 등의 미네랄 성분입니다.

귀중한 미네랄을 섭취해 혈관의 노화를 막는다

천연 소금에 포함된 미네랄은 몸에 긍정적인 작용을 합니다. 그중 마그네슘은 300종류 이상의 효소 작용을 돕고 혈관을 확장해 혈압을 낮추는 효과가 있습니다. 혈관 노화를 예방하는 데 꼭 필요한 성분입니다.

칼륨은 세포의 삼투압 유지, 신경 자극 물질의 전달, 심장 기능 조정 등과 관련이 있어 부족해지면 문제가 생길 수 있습니다.

칼슘은 물론 뼈를 만드는 중요한 성분입니다. 고령자의 골다공증은 골절의 원인이 됩니다. 후생노동성은 미네랄의 섭취 기준도 규정했는데요. 마그네슘은 30세 이상 남성일 경우 420mg이라고 발표했습니다. 마그네슘은 김, 미역, 시금치, 콩류 등에 많이 포함되어 있는데 모두 충분한 양은 아니기 때문에 열심히 먹어서 보충해야 합니다.

식탁염을 천연 소금으로 바꾸면 20% 저염 효과를 기대할 수 있고 중요한 마그네슘을 보충할 수 있습니다.

간식은 카카오 함량이 높은 초콜릿을 먹는다

스낵 과자를 달고 사는 것은 생활 습관병으로 가는 지름길이다

편의점이나 마트의 선반에는 엄청난 수의 스낵들이 놓여있습니다. 많은 사람이 찾는다는 방증입니다.

많은 스낵이 감자나 옥수수를 원료로 사용하고 있으며 설탕이나 소금을 잔뜩 사용해서 자극적인 맛을 내고 있습니다. 설탕이나 소금이 많이 들어가면 우리의 미각은 맛있다고 느낍니다. 흰색 가루에는 마치 마약과 같은 힘이 있습니다.

스낵은 탄수화물과 염분 덩어리입니다. 끊을 수 있다면 끊는 것이 좋습니다. 하지만 먹고 싶은 것을 참으면서 스트레스를 느낀다면 이 또한 건강에는 좋지 않기 때문에 건강하게 먹을 수 있는 간식을 소개하겠습니다. 바로 카카오 함량이 높은 초콜릿입니다.

카카오 폴리페놀은 엄청난 효과가 있다!

초콜릿의 원료가 되는 카카오에는 카카오 폴리페놀이라고 하는 좋은 성분이 포함되어 있는데요. 카카오 폴리페놀에는 항산화 작용이 있어 혈관을 젊게 유지해 주는 힘이 있습니다.

그뿐만이 아닙니다. 혈압, 혈당치, 중성 지방과 같은 생활 습관병을 예방하는 효과도 있습니다.

카카오 함량이 높은 초콜릿에는 이렇게 좋은 기능을 하는 폴리페놀이 레드 와인의 5배나 포함되어 있습니다. 입이 심심할 때는 소포장된 초콜릿을 먹는 것을 추천합니다.

또 식이섬유도 다량 함유되어 있기 때문에 식사 전에 먹는 것도 좋습니다. 탄수화물의 흡수 속도를 늦추고 식사 속도가 너무 빨라지지 않도록 도와줍니다.

주의해야 할 점은 반드시 카카오 함량이 70% 이상인 제품을 선택해야 한다는 점입니다. 밀크 초콜릿이나 화이트 초콜릿 등은 성분과 제조법이 완전히 다르기 때문에 폴리페놀 효과를 기대할 수 없을 뿐 아니라 오히려 역효과가 날 수 있습니다.

페트병에는 녹차를 넣어 다닌다

소아 당뇨병이 급증하고 있다

스낵 과자에는 탄수화물과 염분이 많이 포함되어 있다고 말씀드 렸는데 청량음료에는 많은 당류가 들어가 있습니다.

500ml의 콜라에 포함된 설탕은 56.5g, 무려 각설탕 17개에 해당 합니다. 콜라 이외의 청량음료에도 거의 같은 양이 포함되어 있습니 다. 스낵 과자를 먹으면서 콜라까지 마시면 어떻게 될지 상상이 되 나요? 소아 당뇨병이 늘고 있는 것도 이러한 이유 때문입니다.

무시할 수 없는 녹차의 카테킨 효과

청량음료와는 대조적으로 녹차는 우리 건강에 많은 도움을 줍니다. '오이오이 녹차(お~いお茶)'라는 제품으로 잘 알려진 이토엔이라는 회사는 비만지수(BMI)가 높은 사람에게 녹차 음료를 하루에 3병씩 12주 동안 마시게 하는 실험을 했습니다.

그러자 4주째부터 BMI 수치가 낮아지기 시작했고 내장 지방도 12주째부터 줄어들기 시작했습니다.

녹차에 포함된 카테킨에는 지방을 연소시켜 당의 흡수를 억제하는 작용이 있습니다. 카테킨도 폴리페놀의 일종입니다.

또 카테킨은 항균 작용과 항염증 작용이 있어 치주병 예방, 입속 살균 효과도 기대할 수 있습니다. 옛날 사람들은 식후에 녹차로 입을 헹구곤 했었는데 건강에 도움이 되는 현명한 습관이었던 것입니다.

점심시간에 음료를 마신다면 건강에 도움이 되는 녹차를 적극 추천합니다.

녹차 음용으로 인한 BMI와 내장 지방의 변화

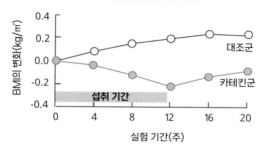

비만 지수(BMI)

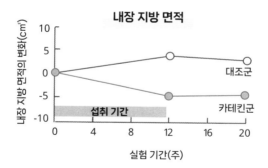

내장 지방 면적

*출처:이토엔 생산본부, J.Health Science,51,161, 2005

과일은 아침에만 먹는다

샤인머스캣은 수치를 악화시킨다

최근에는 제철 과일을 즐기는 사람이 많아진 것 같은데요. 과일에는 비타민, 미네랄, 식이섬유가 풍부하게 들어 있습니다.

하지만 과일에는 나쁜 점도 있습니다.

탄수화물은 분자 구조의 복잡성에 따라 단당류, 이당류, 다당류로 나뉩니다. 단당류가 가장 단순한 구조로 되어 있으며 다당류가 가장 복잡합니다.

일반적으로 식품에 포함된 탄수화물은 다당류로 소화되는 과정에서 분해되고 최종적으로는 단당류인 포도당이 되어 장에서 흡수됩니다. 즉 그만큼 시간이 오래 걸립니다.

그런데 과일에 들어가 있는 과당은 단당류입니다. 같은 단당류인 포도당과 마찬가지로 빠르게 흡수됩니다.

탄수화물을 빨리 흡수하면 혈당 스파이크가 올 수 있다는 것은 앞에서 설명했습니다.

우리 클리닉에 오는 환자 중에 노력을 거듭한 끝에 혈당치도 중성지방 수치도 좋아진 환자가 있었습니다.

그런데 어느 날, 진료를 받으러 왔는데 갑자기 수치가 모두 안 좋아진 것입니다. 무슨 일이 있었는지 물어봤더니 선물로 받은 샤인머스캣을 먹었다고 합니다. 과일의 무서움을 다시 한번 확인할 수 있었습니다.

요즘에 나오는 과일들이 너무 달다고 생각하지 않나요? 예전에는 과일을 사면 맛이 없어서 실패했다고 생각한 적도 종종 있었는데 최근에는 어떤 과일을 사도 대부분 단맛이 강하게 느껴집니다.

궁금해서 알아봤더니 단 과일만 팔리기 때문에 출하 단계에서 당도를 확인한다고 합니다. 저는 이제 무서워서 과일을 먹기가 꺼려집니다.

스무디는 더 위험하다

그렇지만 자연이 주는 선물을 모두 포기하는 것은 너무 슬픈 일입니다.

과일이 에너지 보충에 적지 않은 도움을 주므로 과일을 먹는다면 활동적으로 움직이기 전인 아침 식사 때가 좋습니다.

그래도 저녁 식사 후나 자기 직전에는 먹지 않도록 해야 합니다. 다량의 당류가 혈액 속으로 흘러 들어가 간에 부담을 주기 때문입니다.

과일을 갈아서 만드는 스무디는 더 위험합니다. 섬유가 잘게 잘려 있어 더 빠르게 흡수되는 데다가 스무디를 만드는 과정에서 설탕을 더 첨가하는 경우가 많기 때문입니다. 씹지도 않고 삼키기 때문에 타액도 거의 분비되지 않습니다. 이러한 식품은 청소성 식품(식이섬유가 많은 식품으로 오래 씹는 과정에서 치아의 음식 찌꺼기를 제거하는 식품-옮긴이)과 대조적으로 정체성 식품(캐러멜, 초콜릿 등 당분이 많고 치아에 달라붙은 식품-옮긴이)이라고 불리며 유해균의 먹이가 됩니다.

식후에는 껌을 씹는다

껌을 씹으면 뇌로 혈액이 흘러간다

씹는 행위가 혈관 건강에 도움이 된다고 앞서 말씀드렸는데 또 한 가지 중요한 것이 있습니다.

한 번 씹을 때마다 치아와 잇몸뼈 사이에서 쿠션 역할을 하는 치근막이 압박을 받고 그 반동으로 혈액이 뇌로 흘러갑니다. 뇌로 가는 혈액이 많으면 많을수록 치매 예방에 도움이 됩니다.

요즘에는 식사할 때 충분히 씹지 않고 삼키기 때문에 식사를 하지 않을 때도 저작 활동을 해야 합니다.

《뇌 노화를 멈추려면 35세부터 치아 관리 습관을 바꿔라》의 저자 하세가와 요시야는 부족한 저작 행동을 하기 위해 껌 씹기를 추천합니다. 하루에 세 번, 한 번에 5분 이상 씹으면 효과적입니다.

추천하는 껌과 껌의 효과

껌은 하루 세 번, 식사 후에 씹는 것이 좋습니다. 껌을 씹으면 타액이 충분히 분비되어 찌꺼기를 흘려보내고 구강 내 세균이 늘어나는 것을 막는 효과가 있기 때문입니다.

또 수면 중의 세균 증식을 막는 효과도 있기 때문에 자기 전도 좋다고 합니다.

껌은 자일리톨이 들어간 제품을 선택해야 합니다. 당류가 없는 제품인지도 꼭 확인해야 합니다. 당류가 들어가 있으면 오히려 역효과가 날 수 있습니다.

장시간 운전하는 사람들은 껌을 자주 씹음으로써 정신적인 안정 효과도 기대할 수 있습니다.

힘든 일이 있어서 스트레스가 쌓였을 때 껌을 씹으면 마음을 안정시키는 데에도 도움이 됩니다.

술은 적당량만 마신다

안 마시는 것보다 마시는 것이 낫다

이제부터 술에 관한 이야기를 하겠습니다. 우선 좋은 이야기부터 시작해 봅시다. 다음 페이지의 그림은 'J커브'라고 불리는 그래프입니다.

술을 전혀 마시지 않는 사람을 '1'이라고 했을 때 술을 마시는 양에 따라 사망 확률이 어떻게 달라지는지 나타낸 그래프입니다.

주목해야 할 것은 알코올 소비량 20g까지는 남녀 모두 커브가 내려갔다는 점입니다.

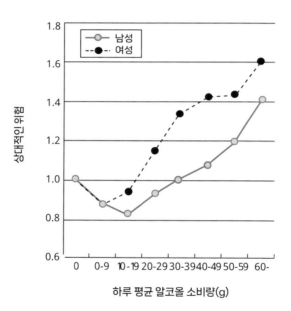

즉 마시지 않는 것보다는 마시는 것이 건강에 더 좋다는 사실을 알 수 있습니다.

그 이유는 알코올에 혈관을 확장하는 작용이 있기 때문입니다. 그래서 술을 마시면 순식간에 기분이 좋아지는 것입니다. 따뜻한 욕탕에 들어갔을 때와 비슷한 느낌이라고 생각하면 됩니다.

그리고 심리적인 안정감을 준다는 사실도 잊어서는 안 됩니다. 사이 좋은 친구와 술을 마시며 이야기하다 보면 회사 업무나 일상생활에서 생긴 스트레스도 눈 녹듯이 사라집니다. 좋아하는 술을 참느라 스트레스를 받을 바에는 마시는 것이 몇 배는 더 건강에 좋습니다.

건강에 가장 좋은 음주량

하지만 그렇다고 해도 마음껏 마셔도 된다는 말은 아닙니다.

섭취한 순수 알코올양 20g을 넘기면 J커브 그래프의 수치가 1을 넘습니다. 그 정도가 기준이라고 생각하면 됩니다.

그렇다면 순수 알코올양 20g은 실제 술로 계산하면 어느 정도의 양일까요? 이것이 모두가 궁금해할 정보일 것입니다.

주종별 음주 적당량 기준

하루에 섭취하는 순 알코올양 20g이 적당하다

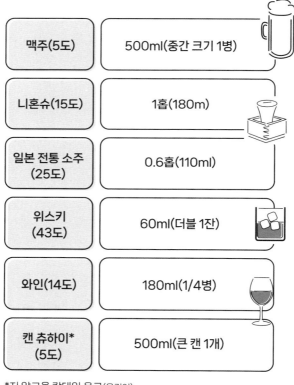

맥주(5도)	500ml(중간 크기 1병)
니혼슈(15도)	1홉(180m)
일본 전통 소주 (25도)	0.6홉(110ml)
위스키 (43도)	60ml(더블 1잔)
와인(14도)	180ml(1/4병)
캔 츄하이* (5도)	500ml(큰 캔 1개)

*저 알코올 칵테일 음료(옮긴이)

※왼쪽 (　) 안은 알코올 도수. 도수에 따라서 적당량이 달라진다.

이 수치는 제가 지금부터 소개하는 간단한 공식으로 구할 수 있습니다.

$$(알코올 도수 \div 100) \times 마신 술의 양(ml) \times 0.8 = 알코올양$$

마지막 0.8은 알코올의 비중입니다.

예를 들어 도수가 5.5%인 맥주를 350ml 마셨다고 가정하면 15.4g이 됩니다.

기준이 되는 '알코올양 20g'은 맥주 500ml, 니혼슈 1홉(약 180ml), 와인 180ml 정도입니다.

어떤가요? 충분한 양인가요?

이 양을 넘지 않는다면 술을 매일 마셔도 크게 문제 될 것이 없습니다.

술은 안주와 함께 천천히 즐긴다

술은 몸에 유해한 물질이기 때문에 간에서 무해한 물질로 분해해야 하는데 그러한 작업이 간에 부담을 줍니다.

따라서 가능한 한 간에 부담이 되지 않도록 술을 마셔야 합니다.

여기서 기억해야 하는 것이 '공복일 때 처음 먹은 음식을 잘 흡수한다'라는 법칙입니다. 배가 고픈 상태에서 술을 마시면 알코올이 바로 흡수됩니다.

맥주에는 위장을 자극해 음식물의 흡수를 돕는 성분이 있습니다. 또한 빈속에 마시는 맥주는 간에 악영향을 줍니다. 때문에 채소나 고기를 먹으면서 천천히 술을 즐기는 것이 현명한 음주법입니다.

맥주로 안주를 흘려보내듯이 급하게 마시는 음주법도 좋지 않습니다. 안주는 잘 씹어서 맛을 음미하고 술은 조금씩 천천히 마시는 것이 가장 바람직한 음주법입니다.

고구마 소주나
레드 와인을 마신다

고구마 소주가 혈전 용해 물질을 돕는 역할을 한다

술에도 취향이 있겠지만 특별히 가리는 술이 없다면 고구마 소주를 추천합니다.

뇌경색이나 심근경색의 원인은 혈관을 막는 혈전입니다. 혈관의 내피세포에서는 혈전을 녹이는 '우로키나아제(urokinase)'라고 하는 건강에 좋은 물질이 나옵니다.

그런데 고구마 소주에는 우로키나아제를 활성화하는 작용이 있습니다. 이왕이면 몸에 좋은 술을 마시는 편이 좋겠지요.

저는 기리시마 주조, 준텐도대학교와 함께 일본식 전통 소주를 마셨을 때 혈액의 흐름이 어떻게 달라지는지 실험을 한 적이 있습니다. 그 결과 고구마 소주의 향을 맡는 것만으로도 혈류가 좋아진다는 사실이 확인되었습니다. 소주의 향을 즐기면서 천천히 술을 음미하는 것이 가장 좋습니다.

레드 와인도 추천합니다. 레드 와인에 있는 폴리페놀에는 앞서 '간식은 카카오 함량이 높은 초콜릿을 먹는다' 절에서도 말한 것처럼 강력한 항산화 작용이 있습니다.

폴리페놀은 검붉은 색소에 포함되어 있는데 화이트 와인과 비교하면 레드 와인에 몇 배 더 많다는 사실이 밝혀졌습니다. 특별히 선호하는 와인이 없다면 레드 와인을 추천합니다.

스트롱 캔에는 접근 금지

반대로 절대로 마셔서는 안 되는 술이 스트롱 츄하이 캔(도수가 높은 일본식 칵테일 소주-옮긴이)입니다.

고구마 소주와 같은 증류주를 사용하고 있지만 스트롱 캔은 대량

생산되는 연속식 증류법으로 만듭니다. 한마디로 말해서 질이 별로 좋지 않은 저렴한 술입니다.

하지만 알코올 도수가 9%, 12%로 높은 데다가 당류가 많이 들어간 액체로 희석하기 때문에 간에 직접적인 타격을 줍니다. (최근에는 당류가 들어있지 않은 스트롱 캔도 많이 판매되고 있다-옮긴이)

캔 음료의 특성상 한 번 열면 끝까지 다 마셔야 할 것 같은 생각이 들기 때문에 500ml 단위로 마시게 됩니다.

실제로 제 환자 중에도 알코올 도수가 9% 이상인 스트롱 츄하이를 마시고 쓰러진 사람이 여러 명 있었습니다.

아무리 가성비가 좋더라도 절대 가까이하지 않도록 해야 합니다.

닭튀김이나 풋콩으로 술자리를 시작한다

탄수화물이 많은 감자샐러드나 야키소바는 나중에 주문한다

선술집에 가면 어떤 메뉴를 제일 먼저 주문하나요? 의외로 많은 사람이 으깬 감자샐러드를 주문합니다. 그런데 감자샐러드는 탄수화물이 많은 음식이기 때문에 추천하지 않습니다.

물론 감자튀김도 마찬가지입니다.

감자샐러드를 꼭 먹고 싶다면 배가 어느 정도 찬 후 술자리를 마무리할 때쯤 먹는 편이 좋습니다.

제가 첫 메뉴로 추천하는 음식은 닭튀김입니다.

공복일 때 먹으면 단백질을 충분히 흡수할 수 있습니다. 또 유지류는 포만감이 있기 때문에 식사 속도를 늦추는 데에도 도움이 됩니다.

생선구이, 생선조림, 회 등도 단백질이 많으니 제철 어패류로 만든 요리를 주문하는 것을 추천합니다. 오믈렛, 달걀말이도 좋습니다.

그 외에도 채소볶음, 채소 샐러드, 초절임, 일본식 나물 요리 등의 식이섬유도 건강에 좋습니다.

사람들이 자주 찾는 냉두부, 두부튀김, 삶은 풋콩 등은 단백질과 식이섬유가 둘 다 들어가 있기 때문에 이상적인 안주라고 할 수 있습니다.

적어도 첫 메뉴로 주먹밥이나 야키소바, 오코노미야키 등을 주문하지 않도록 해야 합니다.

술을 마실 때는 같은 양의 물을 마신다

술을 못 마시는 사람에게 부족한 능력은?

알코올(에탄올)은 몸에 독이 되는 물질입니다. 때문에 바로 간으로 이동해 알코올 탈수소효소(alcohol dehydrogenase)에 의해 무해한 아세트알데하이드(acetaldehyde)로 분해됩니다.

술이 유독 약하거나 한 잔만 마셔도 얼굴이 금방 빨개지는 것은 자신의 몸에 이처럼 강력한 알코올 탈수소효소(활성형)가 없기 때문입니다.

일본인 중에 활성형 탈수소효소를 가지고 있는 사람은 50% 정도인데 반해 백인과 흑인은 거의 100%라는 데이터가 있습니다.

또 일본인의 4%는 아예 활성화가 되어 있지 않아 알코올을 분해하는 능력이 없다고 합니다. 이런 사람들이 술을 마시면 유해 물질이 급속도로 체내에 쌓이게 되고 기분이 안 좋아지거나 심할 경우 쓰러지기도 합니다.

알코올을 분해할 때는 물이 필요하다

알코올이 아세트알데하이드로 분해되는 과정에서 수분이 사용됩니다. 술을 마신 날 목이 말라 잠에서 깼던 경험이 있는 사람도 있을 텐데요. 이것은 알코올을 분해하기 위해서 수분을 사용하기 때문에 탈수 증상이 발생하는 것입니다.

따라서 술을 마실 때는 수분을 충분히 보충해야 합니다.

위스키를 마시는 사람은 체이서(도수 높은 술 뒤에 마시는 음료-옮긴이)라는 개념이 익숙할 텐데 니혼슈든 와인이든 술을 마실 때는 체이서를 준비해 두면 좋습니다.

'술과 같은 양'이 기준이라고 생각하면 쉽게 기억할 수 있습니다.

레드 와인에 가장 잘 맞는 안주는 견과류다

L-아르기닌은 일산화질소 생성을 돕는 좋은 물질이다

일산화질소가 혈관 건강과 깊은 관련이 있다는 것은 이미 말씀드렸습니다. 일산화질소는 운동할 때 발생한다고 알려져 있는데 발생을 촉진하는 식품이 있습니다. 바로 L-아르기닌이라는 아미노산입니다.

L-아르기닌은 일산화질소의 원료가 되는 성분으로 체내에서 농도가 높아지면 일산화질소가 활발하게 생성됩니다.

운동선수에게는 근육 강화, 운동 효과, 피로감 해소에 도움이 되는 아미노산으로 잘 알려져 있습니다.

L-아르기닌은 10대에 합성량이 가장 많고 점차 감소해 40대에는 약 절반 정도로 줄어듭니다.

L-아르기닌을 섭취하는 방법

L-아르기닌은 고기나 생선, 두부 등의 단백질을 통해 섭취할 수 있습니다. 특히 많이 포함된 음식이 땅콩이나 아몬드 등의 견과류입니다.

레드 와인과도 잘 어울리기 때문에 안주로 곁들이면 시너지 효과를 기대할 수 있습니다.

매일 달걀을 2개 먹는다

건강지수 알부민

건강 검진 결과가 나오면 주의 깊게 살펴봐야 하는 수치가 있습니다. 바로 알부민입니다.

알부민은 혈액 속에 포함된 단백질로 아미노산을 운반하는 역할을 합니다. 또한 아미노산은 인체를 구성하는 기본 물질로 혈관, 근육, 머리카락, 피부 등의 재료가 됩니다. 물론 혈관 건강에 반드시 필요한 물질입니다.

알부민 수치를 보면 중요한 아미노산이 충분히 공급되었는지 확인할 수 있습니다. 때문에 저는 알부민을 '건강 지수'라고 부릅니다.

어느 날, 85세 여성 환자가 클리닉에 왔습니다. 발걸음이 무겁고 얼굴빛도 좋지 않아 한눈에 봐도 수척해 보였습니다.

혈액 검사를 했더니 예상대로 알부민 수치가 낮아 위험한 상태였습니다.

저는 응급 처치를 하고 단백질을 충분히 섭취해야 한다고 말했습니다.

4개월 후, 다시 클리닉을 찾은 그 환자를 보고 저는 깜짝 놀랐습니다. 혈색이 눈에 띄게 좋아졌고 자세도 곧게 펴져 있어서 매우 건강해 보였습니다. 알부민 수치도 정상 수치까지 올라가 있었습니다.

무슨 변화가 있었는지 물어봤더니 그 환자분은 "선생님께서 말씀해 주신 대로 매일 달걀을 5개씩 먹었어요"라고 답했습니다.

제가 가볍게 말했던 '달걀 5개'를 실천해 건강을 되찾은 것입니다.

알부민 수치와 신체 증상과의 관련성

알부민 목표치는 4.5g/dl
건강 지수로 근육량을 측정하는 기준

알부민 수치(g/dl)	증상
~3.6	몸의 기능이 떨어진다
~4.1	신종 영양실조
~4.4	근육이 늘기 시작한다
~4.5	추천하는 목표치
~4.6	피부에 윤기가 생긴다
~4.7	머리카락이 건강해진다
~4.8	손톱이 깔끔해진다
~5.0	표정에 활기가 있다
5.0~	이상적인 수치

3.8

5.3

알부민 기준치

일본 후생노동성 기준치: 3.8~5.3

콜레스테롤 수치가 오히려 내려간다

달걀은 필수 아미노산을 모두 포함하는 우수한 식품입니다. 게다가 가격 변화도 크지 않아 가계에 부담이 적다는 장점도 있습니다.

달걀을 먹어야 한다고 하면 대부분 "콜레스테롤이 많아서 꺼려진다"라고 말하는 사람이 많습니다. 하지만 이는 전혀 근거가 없는 이야기라는 사실이 증명되었습니다.

오히려 흰자에 포함된 시스틴(cystine)이라고 하는 아미노산은 LDL 콜레스테롤 수치를 낮춘다고 합니다. 노른자에 포함된 레시틴(lecithin)이라는 지방산도 같은 작용을 합니다.

이처럼 달걀은 콜레스테롤을 높이는 것이 아니라 낮춰줍니다.

매일 2개씩 먹으면 건강에 좋습니다.

저렴한 고기를 먹는다

중성 지방의 원인은 고기 지방이 아니다

달걀을 먹으라고 하면 콜레스테롤 수치가 올라갈까 봐 걱정하는 사람들이 있는 것처럼 고기를 먹으라고 하면 고기 기름이 건강에 나쁘다고 걱정하는 사람이 있습니다.

하지만 고기만으로 건강을 해칠 정도의 지질(脂質, Lipid)을 섭취하는 것은 불가능합니다. 그 정도로 대량의 고기를 먹을 수가 없기 때문입니다.

게다가 뱃살이 되는 중성 지방은 고기의 지방이 원인이 아니라 여분의 탄수화물이 축적될 때 바뀐 지방이 원인입니다. 정확한 지식을 아는 것이 무엇보다 중요합니다.

닭가슴살의 좋은 성분에 주목하라

최근 닭가슴살이 주목받고 있습니다.

닭가슴살에 포함된 이미다졸 디펩티드(imidazole dipeptide)라는 성분이 뇌의 피로 해소에 도움이 된다는 보고가 있었기 때문입니다.

이미다졸 디펩티드에는 항산화 작용이 있어 혈관 건강에도 좋은 효과가 있습니다.

지방이 적기 때문에 동물성 지질 섭취를 줄이고 싶은 사람도 안심하고 섭취할 수 있습니다. 가격도 저렴하니 금상첨화입니다.

닭고기도 좋지만 저는 저렴한 돼지고기, 소고기를 추천합니다. 왜냐하면 이러한 고기는 다소 질겨서 씹는 맛이 있기 때문입니다. 여러 번 꼭꼭 씹으면 타액이 나와서 턱 근육도 단련할 수 있습니다. 반대로 비싼 소고기는 너무 부드럽기 때문에 오히려 좋지 않습니다.

고등어 통조림을 항상 준비해 둔다

이누이트가 혈관 질환에 잘 걸리지 않는 이유

단백질 이야기가 나왔으니 생선에 대해서도 언급하고 넘어가겠습니다.

1970년대 그린란드에 사는 이누이트(Inuit, 알래스카주와 그린란드, 캐나다 북부, 시베리아 극동에 사는 원주민-옮긴이)의 건강에 대한 연구가 이루어졌습니다. 빙설 지대에 살고 대부분이 채소를 먹지 않는데도 심근경색 등의 심혈관 질환이 거의 없었기 때문입니다.

조사해 봤더니 이누이트의 혈액에는 특정 지질이 눈에 띄게 많았습니다. 그리고 그 지질이 그들이 항상 먹는 생선이나 바다표범의 고기에 있다는 사실이 밝혀졌습니다.

그 혈관을 건강하게 하는 지질은 지금 영양제로 인기를 끌고 있는 EPA, DHA입니다.

EPA, DHA는 오메가3 불포화지방산으로 분류됩니다.

주로 정어리, 고등어, 전갱이, 꽁치 등의 등푸른 생선이라고 불리는 생선에 많습니다.

과거에는 등푸른 생선이 가격도 저렴해서 자주 식탁에 올랐습니다. 그런데 서양식으로 식생활이 바뀌면서 등푸른 생선을 먹는 빈도가 줄었습니다. 젊은 사람 중에는 생선을 먹는 것이 귀찮다고 생각하는 사람도 많은 듯합니다.

게다가 어획량이 줄어들면서 가격이 올라간 것도 생선을 자주 먹지 않게 된 이유입니다.

고등어 통조림으로 다양한 메뉴를 즐긴다

여기서 구세주처럼 등장한 것이 고등어 통조림입니다. 간편하게 먹을 수 있다는 점 때문인지 갑자기 큰 인기를 끌었습니다.

인터넷에서 검색하면 다양한 요리법이 소개되어 있습니다. 쉽게 할 수 있는 요리로는 배추나 양배추를 넣고 조리는 고등어조림이 있고, 샌드위치나 카레와 같은 손이 많이 가는 요리도 있습니다.

상비해 두고 다양한 요리를 해 보기 바랍니다.

또 생선은 아니지만 참기름이나 아마인유 등 식물 유래 오일도 오메가3 불포화지방산입니다.

자기 전에 한 스푼 먹고 자는 것도 건강에 좋습니다.

제 4 장

낮 시간에
하면
좋은 습관

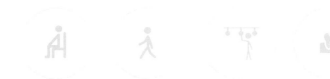

가끔 턱을 눌러준다

등이 구부정하면 폐활량이 30% 이상 감소한다

전철이나 길거리에서 사람들의 모습을 보면 자세가 나쁜 사람들이 많습니다. 그중에서 가장 걱정되는 사람이 등이 구부러진 사람들입니다.

새우등이 되면 내장이 눌리고 모세혈관도 압박을 받아 혈압이 높아지고 폐활량이 감소합니다. 호흡기내과 전문의인 이케부쿠로 오타니 클리닉의 오타니 요시오 원장은 등을 편 자세일 때는 5,440ml였던 폐활량이 스마트폰을 조작하려고 등을 구부리는 자세를 취하면 3,720ml로 감소한다고 지적했습니다.

폐활량이 줄면 산소 흡입량이 줄어들어 혈액의 질이 안 좋아지고 혈관에도 악영향을 줍니다.

습관적으로 턱을 눌러 거북목을 예방한다

인간의 등뼈는 7개의 경추, 12개의 흉추, 5개의 요추, 천골, 미골로 구성되어 있습니다. 이러한 뼈가 부드러운 S자 커브를 그리며 몸을 지탱하고 있습니다. 이를 통해 가장 위에 무거운 머리가 있어도 균형을 잡을 수 있게 되어 있습니다.

새우등이 되면 머리가 앞으로 나오기 때문에 균형이 무너져 요통이나 어깨결림 등의 원인이 됩니다. 머리 무게는 체중의 10분의 1이기 때문에 6kg 정도로 결코 적지 않은 무게입니다.

등이 굽는 가장 큰 원인은 몸을 구부린 자세로 스마트폰이나 컴퓨터를 장시간 사용하기 때문입니다. 자세가 안 좋아지는 과정에서 목이 앞으로 나오는 거북목이 되는 경우가 많습니다.

목이 30도 기울면 18kg, 60도 기울이면 27kg의 추가적인 힘이 가해진다는 보고도 있습니다. 목에 27kg 정도 되는 추를 매달고 다니는 상황이라고 생각하면 됩니다. 허리나 등이 당연히 아플 수밖에 없습니다.

턱을 누르는 습관은 거북목을 예방하는 데 도움이 됩니다.

등을 바로 세우고 가슴을 폅니다. 그리고 가슴을 앞으로 내면서 턱을 잡고 목을 뒤쪽으로 꾹 누릅니다. 이때 밑으로 누르는 것이 아니라 뒤쪽으로 눌러야 합니다.

일하는 중에도 가끔 턱을 뒤로 미는 습관을 들이면 좋습니다.

턱을 미는 방법

일할 때도 가끔 눌러준다

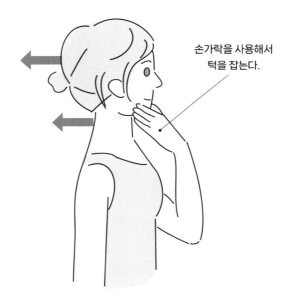

손가락을 사용해서
턱을 잡는다.

자세를 곧게 세우고 가슴을 편다.
턱을 잡고 목이 뒤쪽으로 가도록 꾹 눌러준다.
턱을 당기는 것이 아니라 뒤로 밀어주는 것이 중요하다.
앉은 자세에서도 할 수 있다.

앉은 지 1시간이 지났다면 자리에서 일어난다

이코노미클래스 증후군이 사무실에서 발생하고 있다

호주 시드니대학교가 실시한 사망률 관련 조사에 따르면 의자에 앉아있는 시간이 하루에 8~11시간인 사람은 4시간 미만인 사람과 비교해서 사망률이 15% 높아지고, 11시간 이상인 사람은 40% 증가한다고 합니다.

충격적인 연구 결과였습니다. 장시간 앉아있는 것도 흡연이나 과도한 음주와 마찬가지로 건강을 해칠 위험이 높다는 것입니다.

의자에 앉아있으면 몸이 구부러진 상태가 되기 때문에 혈액의 흐름이 원활하지 못합니다. 잘 알려진 것이 이른바 이코노미클래스 증후군입니다.

이는 항공기 등과 같이 좁은 의자에 장시간 앉아있을 때 발생하는 질병입니다. 이러한 이코노미클래스 증후군이 사무실에서도 발생하고 있는 것입니다.

예방법은 간단합니다. 1시간 앉아있었다면 자리에서 일어나야 합니다. 가능하면 사무실 안을 걸어 다니면 더 좋습니다. 그조차도 할 수 없을 정도로 바쁘다면 무릎 아래를 뻗어서 흔들어 주는 운동을 하면 혈류 개선에 도움이 됩니다.

하루에 1리터의 생수를 마신다

하루에 2,300ml의 수분이 소실된다

일상생활을 하다 보면 많은 수분이 사라집니다.

우선 숨을 내쉴 때도 수분이 포함되어 있습니다. 폐나 기도는 항상 습한 상태를 유지하고 있기 때문입니다. 숨을 내쉴 때 하루 동안 약 400ml의 수분이 손실됩니다.

그 외에도 피부를 통해 증발하는 수분이 600ml, 소변이나 대변으로 배출되는 수분이 1,300ml라고 합니다.

즉 하루에 2,300ml의 수분이 체내에서 배출됩니다.

몸의 수분이 부족해지는 현상을 탈수증상이라고 합니다. 탈수증상이 나타나면 혈액이 진해지고 혈류의 흐름이 악화합니다. 또 혈액이 쉽게 응고되어 혈전이 생길 가능성도 커집니다.

하루에 무조건 보충해야 하는 최소한의 수분량은?

배출된 수분은 보충해야 합니다.

보통 식사를 통해서 섭취하는 수분은 600ml입니다. 여기에 음식을 분해해 에너지로 전환하는 과정에서 200ml의 수분이 만들어집니다. 이렇게 총 800ml의 수분을 새롭게 흡수합니다.

손실된 수분을 모두 채우려면 1,500ml를 더 보충해 주어야 합니다.

차나 커피를 통해 500ml 수분을 보충하고 있다면 나머지 1리터는 의식적으로 물을 마셔서 채워주어야 합니다. 건강을 생각한다면 청량음료나 캔 커피(일반적으로 내려 마시는 커피는 제외)는 끊고 생수나 녹차를 마시는 것을 추천합니다.

태양을 향해 손바닥을 펼친다

여성들에게 많은 골다공증을 예방한다

고령자들의 골다공증이 늘고 있습니다. 특히 여성은 폐경 후에 칼슘이 감소하는 경향이 있어 남성보다 골다공증 환자가 더 많습니다.

뼈가 약해지면 살짝 넘어지기만 해도 쉽게 골절됩니다. 튼튼한 뼈는 건강한 생활을 영위하기 위해 꼭 필요한 부분입니다.

뼈는 칼슘과 단백질이 주요 재료이지만 '비타민K2', '비타민D'라는 성분이 뼈를 단단하게 해주는 역할을 합니다. 이는 효율적으로 뼈를 단단하게 유지하기 위해 꼭 필요한 성분입니다.

음식 이외에 비타민D를 보충하는 비법

비타민K2는 소송채, 부추, 양배추 등의 채소, 비타민D는 연어나 가자미, 아귀 간 등에 많이 포함되어 있습니다. 채소는 우리가 쉽게 구할 수 있지만 연어나 아귀 간은 상비해 두기 힘든 식재료입니다.

여기서 비타민D를 흡수할 수 있는 비법을 소개하겠습니다.

비타민D는 태양 빛을 받으면 체내에 생성됩니다. 날씨가 좋은 날 태양을 향해 손바닥을 펴 보세요. 손바닥에는 멜라닌이 적기 때문에 태양 빛을 쉽게 흡수합니다. 10분 정도 빛을 쬐면 충분합니다.

태양 빛은 마음을 편안하게 해주는 효과도 있다고 합니다.

안타깝게도 피부가 탈까 봐 태양을 피하는 여성이 많은데 짧은 시간이어도 괜찮으니 충분히 햇볕을 쬐도록 합시다.

발끝까지 갔던 혈액은 어떻게 심장으로 돌아올까?

앞서 말했듯이 우리 몸의 혈관을 모두 합치면 길이가 9만km나 되고, 몸 곳곳으로 영양분과 산소를 보내는 중요한 역할을 하는 장기입니다.

혈관은 발끝까지 뻗어있습니다. 발끝까지 간 혈액은 다시 심장으로 돌아와야 하는데요. 수면을 취하는 동안에는 물론 서서 활동하는 낮에도 마찬가지입니다.

중력을 거스르며 수직으로 혈액을 끌어올려야 합니다. 언뜻 보면 불가능한 일이라고 생각할지도 모릅니다.

제2의 심장을 단련한다

그렇게 불가능해 보이는 일을 가능하게 하는 원동력이 바로 종아리입니다.

종아리 근육이 강한 펌핑 운동을 통해 혈관을 수축시키고 혈액을 위쪽으로 계속 보내줍니다.

그래서 종아리 근육을 제2의 심장이라고 부릅니다. 걷기 운동이 좋은 이유는 종아리 근육을 단련하는 데 도움이 되기 때문입니다.

가장 좋은 것은 발뒤꿈치를 드는 운동입니다. 이 운동을 하기에 가장 좋은 장소가 버스나 전철입니다. 손잡이를 잡으면 반사적으로 뒤꿈치를 위아래로 움직이는 습관을 들이는 것이 좋습니다.

종아리를 튼튼하게 해주는 '발뒤꿈치 운동'

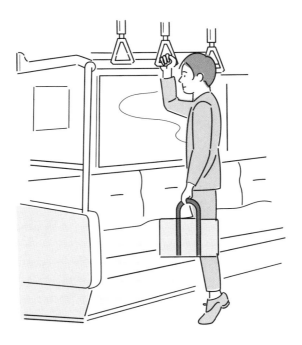

버스나 전철에서 손잡이를 잡으면 발뒤꿈치를 위아래로 움직인다.

수건 쥐기 운동을 한다

노벨상을 받은 획기적인 이론

앞서 일산화질소가 혈관 건강과 관련 있다고 설명했는데 여기서는 일산화질소에 대해서 자세히 설명하도록 하겠습니다.

일산화질소는 1998년 미국의 약리학자인 루이스 이그나로(Louis J. Ignarro) 박사가 발견한 성분으로 그는 이 성분에 혈관 확장 작용이 있다는 사실을 밝혀냈습니다.

연구를 시작하게 된 계기는 폭탄의 원료인 나이트로글리세린(nitroglycerin)이었습니다. 나이트로글리세린은 19세기부터 협심증

치료제로 사용되었는데 그 기전은 명확히 밝혀지지 않았습니다.

박사는 이 점에 대해 연구를 거듭했고 나이트로글리세린에 포함된 질소 성분이 혈관 벽의 평활근을 이완시킨다는 사실을 알게 되었습니다. 그리고 체내에서 만들어지는 일산화질소가 같은 작용을 한다는 사실도 밝혀냈습니다.

이러한 업적을 높이 평가받아 그는 1998년 노벨상 생리의학상을 받았습니다.

지금은 혈관 벽에서 일산화질소가 많이 만들어지면 혈압이 떨어지고 동맥 경화가 될 위험성이 크게 줄어든다는 사실이 증명되었습니다.

수건을 이용해 일산화질소 생성하기

그렇다면 어떨 때 일산화질소가 생성되는 것일까요?

근육에 강한 수축이 발생하면 순간적으로 대량의 혈액이 필요해지는데 많은 혈액을 공급하기 위해서는 혈관이 확장되어야 합니다. 그리고 일산화질소가 그것을 가능하게 만들어 줍니다.

이때 수축이 반복해서 발생하면 보다 많은 일산화질소가 만들어집니다.

힘주기 → 힘 빼기→ 힘주기→ 힘 빼기

이렇게 반복하는 운동이 좋습니다. '수건 쥐기'는 이러한 원리를 활용한 운동입니다.

크기가 큰 수건을 둥글게 말아서 꽉 쥐었다가 순간적으로 힘을 뺍니다. 이를 여러 번 반복하면 됩니다.

사무실 책상 위에 둥글게 만 수건을 두고 시간이 될 때 힘을 주었다가 빼는 행동을 반복하면서 습관화하면 좋습니다.

일산화질소를 늘리는 '수건 말아 쥐기' 방법

〈준비물〉
페이스 타올 1장

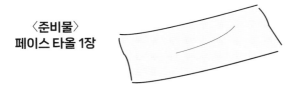

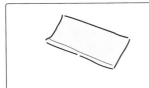

① 수건을 세로로 두 번 접는다.

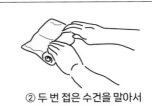

② 두 번 접은 수건을 말아서 원통형으로 만든다.

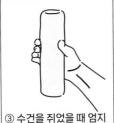

③ 수건을 쥐었을 때 엄지 손가락과 다른 손가락이 닿지 않는지 확인한다. (만약 닿는다면 수건을 한 장 더 추가한다.)

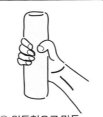

④ 원통형으로 만든 수건을 2분 동안 가볍게 쥔다. (30%의 힘으로)

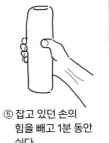

⑤ 잡고 있던 손의 힘을 빼고 1분 동안 쉰다.

④~⑤을 2번 반복하면 1세트, 좌우 1세트씩 한다.

점심은 거리가
먼 곳에서 먹는다

🏠---🍴

사무실 책상 앞에서 점심을 먹는 사람은 주의해야 한다

점심시간에 식사를 마치고 남은 시간을 어떻게 보내고 있나요? 친구와 수다를 떠는 등 제각각 다양한 일을 하며 시간을 보낼 것입니다.

그런데 식후 가벼운 운동을 하면 혈당치가 높아지는 것을 막을 수 있습니다. 조금이라도 몸을 움직이면 여분의 탄수화물이 에너지로 소비되기 때문에 혈당치 상승을 막을 수 있습니다. 게다가 간의 부담도 줄어듭니다.

2장에서 소개한 '앉아서 하는 스쾃'을 하면 가장 좋습니다.

반대로 가장 나쁜 것은 편의점에서 사 온 도시락을 자기 자리에서 먹고 그대로 오후 업무를 시작하는 패턴입니다.

식후 10분 동안 걷는다

하지만 밥을 먹은 후에 운동하기는 너무 귀찮아서 내키지 않아 하는 사람도 있습니다. 그런 사람은 일부러 먼 곳으로 가서 점심을 먹는 것도 방법입니다.

최근에는 레스토랑이나 식당에 대한 정확한 정보를 손쉽게 손에 넣을 수 있게 되었습니다. 조금만 찾아보면 사무실에서 걸어서 갈 수 있는 맛있는 식당이 분명 있을 것입니다. 도보 10분 정도 거리에 있는 곳에서 식사를 하면 돌아올 때도 당연히 같은 거리를 걸어야 합니다.

만약 여유가 있다면 조금 멀리 돌아서 쇼핑을 하고 오는 것도 방법입니다. 벚꽃이 피는 계절이라면 꽃구경도 할 겸 산책을 추천합니다. 기분 좋게 산책하면서 힐링을 하면 혈압도 낮아질 것입니다.

앞에 걸어가고 있는 사람을 추월해 본다

걸음이 느린 사람은 돌봄이 필요한 상태가 될 확률이 높다

인간종합과학대학교 구마가이 슈 교수는 길을 걸을 때 앞 사람을 추월할 수 있는지로 근력을 측정할 수 있다고 발표했습니다.

그리고 앞사람을 추월하지 못한다면 예비 보행 능력(최대 보행 속도와 적정 보행 속도의 차이-옮긴이)이 고갈되기 시작했다는 증거라고 말했습니다. 걷는 힘이 약해지면 평소에 걷는 속도와 서둘러 걷는 속도의 차이가 작아진다는 뜻입니다.

또한 구마가이 슈 교수는 65세 이상인 사람을 최대 보행 속도가 빠른 사람, 중간 정도인 사람, 느린 사람의 세 그룹으로 나눠서 건강 상태를 추적 관찰했습니다. 그 결과 느린 그룹은 돌봄을 필요로 하는 상태가 되는 경우가 많았다고 합니다.

걷는 능력은 다리 근육과 관련이 있습니다. 특히 종아리, 대퇴사두근, 햄스트링은 크고 중요한 근육입니다. 앞에서 소개했지만 '버스나 전철 손잡이를 잡고 뒤꿈치 들기', '앉아서 하는 스쾃' 등을 다시 한번 추천합니다.

근육은 나도 모르는 사이에 약해진다

다음 페이지에 나오는 그래프는 연령대별 근육량을 나타낸 것입니다. 근육량이란 체중 중에 근육이 차지하는 비율을 말합니다.

20대 남성은 근육량이 44%인데 50대에는 20대 근육량의 약 4분의 3이 되고 70대에서는 반 가까이 줄어들었습니다.

이를 통해 근육 감소가 돌봄이 필요해지는 가장 큰 원인이라는 사실을 알 수 있습니다.

그래프가 나타내고 있는 수치는 어디까지나 평균이기 때문에 운동을 전혀 하지 않는 사람은 근육량이 더 많이 감소했을지도 모릅니다.

오랜만에 공던지기를 했는데 공을 멀리 던지지 못했다거나 축구공을 찼는데 공이 코앞에서 떨어지는 등 씁쓸한 경험을 한 사람도 있을 것입니다. 이렇게 근육은 나도 모르는 사이에 서서히 줄어듭니다.

나이가 들면서 근육은 줄어든다

성별, 연령별 근육량

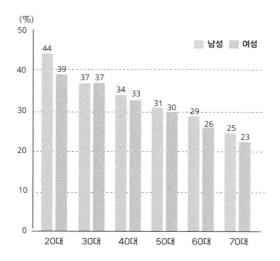

근력 감소=혈관의 힘 감소

근육이 움직일 때는 많은 산소와 영양소가 필요합니다. 그렇기 때문에 근육에는 모세혈관이 많이 있습니다.

만약 근육이 감소하면 혈관도 줄어듭니다.

혈관 시스템이 건강하면 혈액이 힘차게 몸 구석구석까지 흘러 들어갑니다. 따라서 혈관이 줄어든다는 것은 혈관의 힘이 약해진다는 것을 의미합니다.

냉방을 약하게 한다

손발이 찬 사람은 혈관 문제가 자주 발생한다

여성뿐만 아니라 남성 중에도 수족냉증이 있는 사람이 늘고 있습니다. 수족냉증이 생기는 이유는 혈액의 흐름이 원활하지 못해 손가락과 발가락 끝까지 따뜻한 혈액이 잘 전달되지 않기 때문입니다.

혈류가 원활하지 못하면 다양한 문제가 발생합니다.

세포에 필요한 산소나 영양소가 잘 전달되지 않기 때문에 몸의 노화가 더 빨리 진행됩니다. 피부나 머리카락의 윤기도 사라집니다.

또 혈중 지질이 쉽게 응고되어 혈관이 막히는 등 문제가 발생할 가능성이 커집니다.

게다가 면역 세포가 충분히 활성화되지 않아서 바이러스나 세균에 쉽게 감염됩니다. 신진대사가 원활하지 못해 살이 찌기 쉬운 체질이 되기도 합니다.

이처럼 수족냉증이 있는 사람은 다양한 문제를 안고 있다고 보아도 크게 틀린 말이 아닙니다.

몸이 찬 이유

몸이 찬 이유 중 하나는 운동 부족입니다.

정기적으로 몸을 움직이면 모세혈관이 튼튼해지고 손과 발끝의 냉기가 사라집니다.

무더운 여름날, 냉방이 잘된 방에 오래 머무르는 것도 좋지 않습니다. 사무실 등에서는 무릎 담요 등을 사용해 추위를 느끼지 않도록 해야 합니다.

수족 냉증을 예방하려면 욕조를 활용하면 됩니다. 샤워만 하지 말고 욕조에 몸을 담가서 자기 전에 몸을 따뜻하게 합니다.

생강이나 고추, 후추 등 몸을 따뜻하게 하는 향신료를 섭취하는 것도 좋은 방법입니다.

코로 깊게 호흡한다

구강 호흡은 혈액의 질을 악화시킨다

의외로 혈관 건강을 지키는 데 중요한 것이 호흡법입니다. 기본 중의 기본은 코호흡입니다.

입으로 호흡하면 코호흡과 비교했을 때 흡입하는 산소의 양이 적어집니다. 그렇게 되면 혈액에 녹아있는 산소의 양도 부족해져서 혈액의 질이 떨어집니다.

또한 앞서 이야기한 바와 같이 구강 호흡을 하는 사람은 입안이 건조해져 구강건조증이 생길 가능성이 있습니다. 구강건조증이 있으면 세균이 번식하기 쉽고 건강에 나쁜 영향을 주는 치주균이 증식합니다.

문제점은 또 있습니다. 구강 호흡을 하면 수면의 질이 큰 폭으로 떨어집니다.

가족에게 코를 곤다는 말을 듣는 사람은 주의가 필요합니다. 수면 중 흡입하는 산소가 부족해져 밤에도 혈압이 떨어지지 않습니다. 또 수면 시 무호흡 증후군이 될 위험성도 높아집니다.

구강 호흡을 하게 되는 가장 큰 원인은 혀의 근육이 약해졌기 때문입니다.

평소에 혀는 입의 위쪽(구개)에 붙어있어야 합니다. 그런데 혀의 근육이 약해져 혀가 쳐지게 되면 입이 열리게 되는 것입니다.

혀는 근육 덩어리입니다. 입속에서 혀를 움직이는 등 근육 트레이닝을 하면 상황은 개선됩니다.

어디서든 할 수 있는 '드로인' 호흡법

'드로인'이라고 하는 호흡법을 소개하겠습니다.

드로인 호흡법

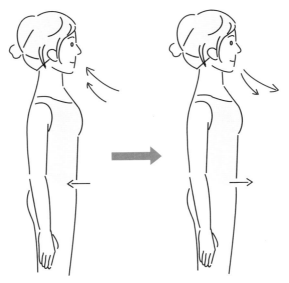

① 코로 숨을 들이마시면서
배를 최대한 집어넣는다.
그 상태를 15초 동안 유지한다.

② 숨을 내쉬면서
배에 힘을 푼다.

낮 시간에 하면 좋은 습관

자세를 곧게 펴고 천천히 코로 숨을 들이마십니다. 이때 최대한 배를 집어넣습니다.

15초 동안 배를 넣은 자세를 유지합니다. 그 후 천천히 숨을 모두 내쉽니다.

단순한 호흡법이지만 깊은 코호흡을 하는 연습도 되고 복근 주변의 근육 트레이닝 효과도 기대할 수 있습니다.

전철을 탈 때나 일하는 틈틈이 하면 좋습니다.

사소한 일에 짜증 내지 않는다

너무 열심히 하지 말고 적당히 하자

고혈압이 혈관에 좋지 않다는 사실은 이제 알았을 것입니다. 만약 건강 검진에서 정상 수치가 나왔다면 일단은 안심해도 됩니다.

그런데 병원에서는 정상 수치가 나오는데 일상생활 속에서 혈압이 올라가는 '가면 고혈압'이라는 골치 아픈 증상도 있습니다.

가장 흔한 것이 '직장 고혈압'입니다.

직장에서 업무를 하다 보면 회의, 상담, 보고, 까다로운 거래처나 고객을 응대하는 등 항상 스트레스가 따라다닙니다. 스트레스에 시

달리다 보면 나도 모르는 사이에 혈압이 급상승합니다. 일을 하는 사람이라면 피할 수 없는 숙명인지도 모릅니다.

건강 검진에서는 정상이라고 해도 하루에 여러 번 혈압이 급상승하면 혈관의 부담이 커집니다.

'성실한 사람일수록 혈압이 높다'라는 보고가 있습니다. 가끔은 대충대충 생각하면서 최대한 스트레스를 느끼지 않도록 해야 합니다.

발견하기 어려운 고혈압

또 하나의 가면 고혈압이 '수면 시 고혈압'입니다.

원래 자는 동안에는 혈압이 떨어지고 혈관도 휴식을 취합니다. 그런데 자는 동안에도 혈압이 떨어지지 않는 사람이 있습니다. 이러한 수면 시 고혈압은 발견하기가 쉽지 않습니다.

원인은 주로 수면의 질에 있습니다. 코를 고는 사람, 수면 시 무호흡 증후군인 사람에게 자주 발생한다고 알려져 있습니다.

수면 시 고혈압인 사람의 혈압 변화

**원래 자는 동안에는 혈압이 낮아지는데 수면 시 고혈압인 사람은
혈압이 급격하게 올라가는 위험한 시간대가 있다**

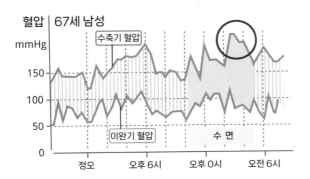

하루에 한 번은 웃거나 노래를 부른다 ♪

옛날 개그 프로나 추억의 멜로디로 뇌를 활성화한다

혈관이 건강하면 혈류가 좋아지고 뇌가 젊어진다고 이야기했는데 그 반대도 가능합니다. 뇌를 움직이게 하면 혈류가 좋아지고 혈관이 건강해진다는 말입니다.

웃으면 뇌에 자극이 가고 치매를 예방하는 효과가 있다는 사실이 최근 주목받고 있습니다. 희로애락 중에서 기쁨과 즐거움이 치매 예방에 중요하다고 전문가도 지적합니다.

그런데 코로나19 팬데믹을 거치며 사람들과 만날 기회가 급격히 줄었고 웃을 일도, 기쁨이나 즐거움을 느끼는 기회도 줄어들었습니다. 이럴 때는 혼자서라도 웃을 기회를 만들어야 합니다.

최근에는 추억의 TV 프로그램이 자주 재방송됩니다. 요즘 방송보다 오히려 십수 년 전의 개그 프로나 콩트가 재미있는 경우도 있습니다. 주변 눈치 보지 말고 혼자서 큰 소리로 웃어보세요.

음악 예능 프로그램도 많습니다. 노래를 부르는 것도 뇌의 활성화에 도움이 됩니다. 또 부교감 신경을 활성화해 스트레스 호르몬을 감소시키는 효과도 기대할 수 있습니다. 좋아하는 가수가 나오면 듀엣을 한다는 마음으로 함께 소리를 내서 노래를 불러보는 것도 좋습니다.

유튜브를 활용하는 것도 좋은 방법입니다. 개그나 음악 프로그램뿐만 아니라 스포츠의 명장면, 뉴스 영상 등을 부담 없이 볼 수 있는 영상이라면 다 좋습니다. 주제가 무엇이든 상관없이 푹 빠져서 보는 것이 중요합니다.

취미로 낱말 퍼즐을 즐긴다

스마트폰으로 바로 찾아보지 않고 생각해 내려는 노력이 중요하다

어느 정도 나이가 들면 건망증 때문에 당황하거나 사람 이름이 생각나지 않아서 답답한 경우가 생기곤 합니다.

이럴 때 스마트폰을 사용하면 바로 답을 찾을 수 있을 것입니다. 하지만 여기서 중요한 것은 스마트폰에 의존하지 말고 스스로 무언가를 생각해 내려는 노력입니다.

가끔은 10분, 20분 고민해야 겨우 떠오르는 경우도 있지만 갑자기 순간적으로 떠오르기도 합니다. 이렇게 뇌가 고민을 할 때 뇌의 신경 세포가 자극을 받습니다.

가로세로 낱말 퍼즐이나 바둑, 장기 등을 취미로 삼는 것도 좋습니다. 머리를 사용한 후의 피로감은 꽤 기분 좋은 피로감입니다. 퍼즐이 나와 있는 책을 하나 사서 보면 꽤 오랫동안 즐길 수 있습니다.

외국어 공부도 좋습니다. 지금 당장 외국어가 필요하지 않더라도 취미라고 생각하고 영어, 프랑스어, 중국어, 베트남어 등 재밌다고 느껴지는 언어를 공부하면 좋습니다. 한국 드라마에 빠진 사람이라면 한국어도 좋겠지요.

그리고 조금씩 말을 할 수 있게 되면 자막이나 더빙 없이 한국 영화 혹은 드라마를 보거나, 그 나라를 여행하겠다는 목표를 세우고 공부하면 더 좋습니다.

6개월에 한 번
치과 검진을 받는다

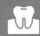

'8020 운동'의 성과

구강 위생이 혈관 건강과 관련이 있다는 사실에 대해서는 앞서 말씀드렸습니다.

여기서 질문을 하나 하겠습니다.

어떨 때 치과에 가나요? 아마도 이가 아플 때 간다고 대답했을 것입니다.

1989년 당시 후생노동성과 일본 치과 의사회가 힘을 합쳐 '8020 운동'을 시작했습니다.

'80세가 되었을 때 영구치를 20개 남기자'라는 의미입니다.

성인의 치아는 사랑니를 제외하면 28개가 있는데 당시 80세 때 자기 치아가 20개 이상 남아있는 사람은 7%에 불과했습니다.

이 계몽운동은 엄청난 성과를 거두었고 약 30년 후인 2017년 조사에서는 51.2%가 '80세에 영구치 20개'라는 목표를 달성했습니다.

다만 예전보다는 많이 좋아졌다고 하더라도 많은 사람들의 의식은 아직 개선의 여지가 있다고 할 것입니다.

미용실에 가는 느낌으로 치과에 간다

구강 위생에 관한 의식 수준은 '덴탈 IQ'로 나타냅니다.

구체적으로는 '치아에 관한 정확한 지식과 이해도, 관심과 의식 수준'을 의미합니다.

앞서 어떨 때 치과에 가느냐는 질문은 덴탈 IQ를 측정하는 지침이 됩니다.

예방 치과 선진국인 스웨덴에서는 치아가 아플 때 치과에 가는 것이 아니라 치아가 아프지 않도록 치과에 갑니다. 그래서 3개월에서

6개월에 한 번은 치과에 간다고 합니다. 마치 미용실에 가는 것과 비슷합니다.

매일 양치를 하더라도 칫솔로 치석까지 제거할 수는 없습니다. 적어도 6개월에 한 번, 치과에서 치석을 제거하고 구강 건강을 확인하면 좋습니다.

제 5 장

건강에 도움이 되는 입욕·양치·수면 습관

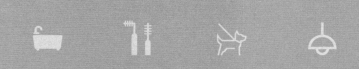

미지근한 물을 채운 욕조에 15분 동안 몸을 담근다

입욕을 하면서 부교감 신경이 우위인 상태로 바꾼다

5장에서는 업무를 마치고 자기 전까지의 휴식 시간에 대해서 생각해 보겠습니다. 자율 신경을 교감 신경에서 부교감 신경으로 적절하게 전환해 수면의 질을 높이는 것이 목표입니다.

이 시간대에 중요한 것이 입욕입니다.

욕조에 몸을 담그면 몸이 서서히 따뜻해지고 혈관이 확장됩니다. 이를 통해 혈류가 좋아지고 혈압도 내려갑니다. 즉 혈관이 매우 편안해지는 시간입니다.

우선 주의해야 하는 것이 물의 온도입니다. 42도 이상 되는 뜨거운 물은 오히려 혈압을 높입니다. 예전에는 대중목욕탕에서 시뻘게진 얼굴로 욕탕에 앉아 억지로 버티는 사람이 있었지만 이것은 오히려 건강에 좋지 않습니다.

38~40도 정도의 미지근한 물에 15분 이상 여유 있게 몸을 담그는 것이 가장 좋습니다. 몸 표면뿐만 아니라 몸속 깊은 곳까지 따뜻해지면 숙면을 취할 수 있습니다.

잠자리에 들기 1시간 전에 입욕하는 것이 제일 좋다

입욕하는 시간도 취향에 따라 각자 다릅니다.

일이 끝나고 집에 오자마자 바로 입욕을 하는 사람도 있겠지만 자기 전에 즐기는 사람도 있습니다.

둘 다 매우 좋은 습관입니다. 집에 돌아와서 저녁 먹기 전에 입욕을 하면 이완 모드로 빠르게 전환할 수 있고 자기 전에 입욕을 하면 쉽게 잠들 수 있어서 좋습니다.

입욕을 하면 몸속까지 따뜻해지고 1시간 후에는 체온이 천천히 내려갑니다. 그때가 편안하게 잠들 수 있는 기회입니다.

만약 귀찮지 않다면 저녁 식사 전에 입욕을 마치고 자기 전에 다시 한번 몸을 담그는 것이 가장 좋습니다.

중탄산 온천으로 유명한 온천 관광지

독일은 유럽에서 온천이 가장 잘 발달한 나라로, 탄산천을 이용한 요양 시설, 즉 치유 온천 시설이 많이 있습니다.

탄산천이란 지하에서 발생한 탄산가스가 따뜻한 물에 자연스럽게 녹아들어 지표로 분출된 온천입니다. 독일의 온천은 36~38도로 미지근한 온도이기 때문에 탄산가스가 이온 형태로 풍부하게 녹아있습니다. 그리고 이 이온이 모공이나 땀샘을 통해 체내로 들어가 혈관을 확장하는 일산화질소를 분비합니다.

오이타현 다케타시의 나가유 온천은 일본 최고의 중탄산 온천으로 잘 알려져 있습니다.

저도 체험했는데 지금까지 경험한 적이 없을 정도로 몸이 따뜻해져서 놀랐던 기억이 있습니다. 일산화질소가 충분히 분비되고 있다는 사실을 몸소 느꼈습니다.

여러분도 한번쯤 경험해보기를 권합니다.

욕조 안에서
종아리를 마사지한다

칭찬과 감사의 마음을 담아 마사지하기

입욕할 때는 몸에 힘을 빼고 편안한 상태로 욕조에 들어가기 때문에 마사지하기에 가장 좋은 기회입니다.

가장 먼저 마사지해야 하는 부위가 종아리입니다. 종아리는 열심히 혈관의 펌핑 운동을 하고 혈류를 개선하기 위해 열심히 일합니다. 하루의 노동에 대한 감사와 격려의 마음을 담아 천천히 마사지해줍니다.

정강이뼈와 근육 사이를 꼼꼼하게 눌러주면 됩니다. 정확한 방법으로 마사지를 해주면 근육에 탄력이 생기고 강해집니다.

종아리 다음으로 어깨 마사지를 한다

다음으로 어깨나 목을 가볍게 돌립니다. 바쁘게 시간을 보내다 보면 아무리 신경을 쓴다고 해도 자세가 흐트러지고 구부정해지기 마련입니다. 가슴을 펴고 턱을 당긴 후 등뼈를 바르게 펴 보세요. 근육의 피로가 풀립니다.

가능하다면 욕조에 들어가서 배를 바닥에 대고 무릎을 굽힌 후 허리를 가볍게 뒤로 제치는 운동을 해 보기 바랍니다.

'물개 운동'이라고 불리는 운동으로 요통 방지에도 효과가 있습니다. 물속에서는 몸이 가벼워지기 때문에 다칠 우려도 없습니다.

잠자기 전 치간 칫솔로 찌꺼기를 제거한다

양치 시간이 3분 이하인 사람이 절반 이상이다

하루에 몇 번 양치를 하나요?

후생노동성의 조사에 따르면 하루에 한 번이라고 답한 사람은 25.3%, 두 번이 50.8%, 세 번이 19.3%였습니다. 아침, 밤 외에 점심 식사 후에도 이를 닦는 사람이 20% 가까이 있다는 의미입니다. 긍정적인 수치입니다.

한편으로 이를 닦는 시간은 3분 이하인 사람이 52.5%였습니다. 치과에 가면 "5분 동안 닦으세요"라고 하는데 5분 동안 이를 닦기는 쉽지 않습니다. 5분은 꽤 긴 시간입니다.

이를 닦을 때 오랜 시간 닦는 것보다는 찌꺼기를 남기지 않고 깨끗하게 닦는 것이 중요합니다. 양치 시간이 짧더라도 효율적으로 이를 닦는 방법을 알아야 합니다.

많은 사람이 치아에 칫솔을 직각으로 대고 사용합니다. 이는 충치 예방에는 좋지만 입속의 세균을 충분히 제거할 수는 없습니다. 입속 세균을 제거하려면 칫솔을 45도 정도로 비스듬히 기울여서 이와 잇몸 사이에 대는 방법이 효과적입니다. 이를 '바스법'이라고 합니다.

가장 좋은 방법은 일반적으로 사용하는 '스크러빙법'과 '바스법'을 적절히 조합하는 것인데 빨리 양치를 마치고 싶은 사람에게는 바스법이 더 효과적입니다.

자기 전 양치할 때는 치간 칫솔을 이용한다

다음으로 충격적인 사실을 하나 소개하겠습니다.

칫솔만으로 제거할 수 있는 치석은 61%뿐이라는 사실입니다. 약 40%의 치석은 이를 닦기만 해서는 사라지지 않습니다. 게다가 이 수치는 완벽하게 양치했을 경우입니다. 빠르게 대충 닦기만 한다면 더 많은 치석이 남게 됩니다.

하루에 한 번, 자기 전에 이를 닦을 때 치간 칫솔을 사용하면 좋습니다.

치간 칫솔은 치아와 치아 사이를 잘 닦을 수 있도록 디자인되어 있어 칫솔만으로는 제거되지 않는 치석을 없앨 수 있습니다. 실제로 사용해 봤더니 그 위력이 정말 대단했습니다.

입을 벌리지 말고 윗니와 아랫니를 거의 맞닿게 한 상태에서 사용하는 것이 정확한 방법입니다. 입을 크게 벌리게 되면 볼과 치아의 공간이 없어져서 치간 칫솔이 들어갈 틈이 없습니다.

일반 칫솔과 치간 칫솔을 함께 쓰면 85% 이상 치석이 제거된다는 데이터도 있습니다.

치간 칫솔 사용법

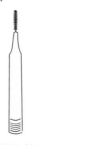

I형 치간 칫솔　　　　**L형 치간 칫솔**

L형 치간 칫솔은
앞니에 사용한다.
90도가 되도록 한다.

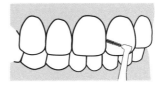

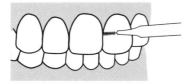

I형 치간 칫솔은
직선으로 바로 넣으면
되기 때문에 사용하기
편리하다.

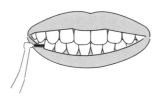

L형 치간 칫솔은 어금니에
사용하기 편하다는 장점이 있다.
앞니와 아랫니가 맞닿게 한 후에
사용하면 좋다.

친구에게 전화한다

집에 오면 힘들었던 일은 잊고 즐거운 일만 생각하자

집에 돌아와서 입욕을 하고 밥을 먹고 나면 잠자리에 들기까지의 시간을 얼마나 편안하게 보내느냐가 중요합니다.

이때 부교감 신경이 적절하게 활성화하면 수면의 질이 높아지고 혈관의 부담도 줄일 수 있습니다.

업무나 사생활에서 힘든 일이 있었다면 잊어버려야 합니다. 그것이 온종일 고생한 혈관에 휴식을 주는 일입니다.

반려동물이 있다면 함께 시간을 보낼 절호의 기회입니다. 반려동물과 교감하며 함께 놀다 보면 마음이 편안해질 것입니다.

사이 좋은 친구나 떨어져 지내는 가족에게 전화하는 것도 추천합니다.

그 누구와도 말을 하지 않은 날에는 특히 더 좋습니다. 메일 등으로 소통하는 것보다 직접 목소리를 들으면 뇌에서 느끼는 즐거움이 몇 배는 더 커집니다.

야식을 먹지 않는다

역류성 식도염이 생길 확률이 높아진다

일 때문에 늦게 귀가하는 사람은 자기 직전에 저녁 식사를 하는 일도 많은데 별로 좋지 않습니다.

위에 들어간 음식물이 소화되어 소장으로 가기까지 2, 3시간 정도 걸리는데 만약 위에 음식물이 있을 때 누우면 식도로 역류할 수 있습니다.

산성인 위액과 잔뜩 섞인 음식물이 식도로 가면 식도의 점막이 다칠 수 있습니다. 식도의 점막은 섬세해서 쉽게 손상됩니다. 이것을

'역류성 식도염'이라고 합니다.

역류성 식도염이 발병하면 구역질이 나거나 쓴맛, 신물 등이 올라옵니다.

입안까지 신물이 올라오는 증상을 '위산과다증'이라고 하는데 이 것이 나중에 식도암으로 이어지기도 합니다. 식도암은 발견하기가 힘들고 빠르게 전이되기 때문에 사망률이 높은 질병입니다.

기름진 식사를 많이 하는 사람은 위산 과다로 힘들 수 있다

역류성 식도염을 예방하려면 잠자리에 들기 3시간 전에 저녁 식 사를 마쳐야 합니다.

지질은 소화에 시간이 걸리기 때문에 5시간 정도 위에 머무릅니 다. 자기 전에 기름진 식사를 하면 역류성 식도염이 발생할 위험성 이 더 커집니다.

이른 시간에 저녁 식사를 하는데도 역류성 식도염 증상을 느낀다 면 위산과다일 가능성이 있습니다. 위산과다증은 일상적으로 기름 진 식사를 하는 사람에게 많이 발생한다고 합니다. 소화하기 힘든 지질을 분해하기 위해 대량의 위액을 분비하기 때문입니다.

또 빨리 먹는 습관이 있는 사람도 위산과다증이 될 가능성이 있습니다. 단시간에 많은 음식이 들어오면 위액이 많이 필요하기 때문입니다.

또 한 가지 원인은 식도의 근육 약화입니다. 서 있을 때나 앉아 있을 때는 괜찮지만 누우면 음식을 앞으로 보내기 위해 강한 힘이 필요해집니다. 만약 식도 근육이 약해진다면 역류할 가능성이 커집니다.

식도의 근육 트레이닝은 할 수 없으니 단백질이 많은 식사를 해서 근육이 약해지지 않도록 해야 합니다.

반려견과 산책을 한다

저녁 식사 후에는 혈당 스파이크에 주의한다

4장에서 점심 식사를 마치고 사무실로 돌아올 때 산책도 할 겸 멀리 돌아서 오면 탄수화물을 소비할 수 있다고 말했습니다.

저녁 식사 후도 마찬가지입니다. 점심때는 아직 일이 남아있어서 에너지를 금방 소비할 수 있지만 저녁 식사 후에는 크게 에너지를 쏟을 일이 없습니다. 그러다 보니 탄수화물이 축적되기 쉽습니다.

먹고 나서 바로 텔레비전 앞에서 드러눕는 것이 가장 좋지 않습니다. 혈당 스파이크의 위험성도 높아집니다.

편안하게 잠들 수 있다

반려견을 키우는 사람은 식후 함께 산책을 하면 좋습니다. 저녁 식사 후는 여름이라도 쾌적해지는 시간대이기 때문에 사람뿐만 아니라 반려견도 쾌적하게 산책할 수 있습니다.

반려견이 없는 사람은 앉아서 하는 스쿼 등 가벼운 운동을 하면 가장 좋습니다. 혈류의 흐름이 좋아지는 요가 등도 추천합니다.

가벼운 운동을 하면 기분 좋은 피로감 때문에 편안하게 잠들 수 있다는 데이터가 있습니다. 자신에게 맞는 방법으로 몸을 움직이면 됩니다.

집에 돌아오면
스마트폰을 끈다

디지털 폭력으로부터 자신을 보호한다

1980년 이후 태어난 사람을 '디지털 네이티브'라고 부릅니다. 학창 시절부터 이미 컴퓨터나 인터넷이 널리 쓰이고 있어 자연스럽게 디지털 정보를 받아들이는 세대라는 의미입니다.

그것보다도 더 늦게 태어난 세대는 어릴 때부터 스마트폰을 익숙하게 다룰 수 있으며 사고회로도 다릅니다.

이 책을 읽고 있는 독자들 중에는 신문, 잡지, 책 등 이른바 아날로그 매체를 접하며 자라난 세대가 많을 것입니다. 컴퓨터나 스마트폰을 보고 있으면 피곤해지거나 어렵게 느껴지는 사람도 있겠지요.

컴퓨터와 스마트폰의 보급으로 업무는 24시간 체제로 바뀌었습니다. 근무 시간이 아닐 때에도 아랑곳하지 않고 연락하기도 합니다. 휴일도 마찬가지입니다. 일종의 폭력입니다.

블루라이트가 수면의 질을 떨어뜨린다

집에 돌아오면 스마트폰과 같은 디지털 기기는 끄는 것이 좋습니다. 이것이 켜져 있는 동안은 마음 깊은 곳까지 편안하게 쉴 수 없습니다. 마음을 단단히 먹고 전원을 끄면 해방된 듯한 기분을 느낄 수 있습니다.

절대 해서는 안 되는 일은 침실에 스마트폰을 가지고 들어가는 것입니다.

스마트폰 액정의 빛은 작지만 블루라이트라고 하는 강한 에너지를 가지고 있습니다. 가까운 거리에서 빛이 눈에 들어가면 멜라토닌이라고 하는 수면을 관장하는 호르몬 분비를 억제해 각성 상태가 됩니다. 수면의 질을 높이고 싶다면 스마트폰을 꺼야 합니다.

짧은 일기를 쓴다

자기 전에 루틴을 만든다

자율 신경을 교감 신경에서 부교감 신경으로 전환해 편안하게 잠들기 위해서는 매일 정해진 루틴을 만드는 것이 효과적입니다.

저는 침대에 들어가면 독서를 합니다. 침대 옆에 있는 조명을 켜고 책을 읽으면 자연스럽게 잠이 옵니다. 읽는 시간은 몸 상태에 따라 매일 다릅니다. 저는 이러한 루틴 덕분에 매일 숙면할 수 있습니다.

제 지인은 귀여운 동물이 나오는 텔레비전 프로그램을 녹화해 두고 매일 밤 자기 전에 보는데 마음이 편안해져서 푹 잘 수 있다고 합니다. 사람에 따라 취향은 제각각이라고 느꼈습니다.

치매 예방에도 도움이 된다

짧은 일기를 쓰는 것도 좋습니다. 자기 전에 쓰는 일기는 말 그대로 하루의 마무리입니다.

그날에 있었던 일을 메모하면 그것이 자신의 행동 기록이 됩니다. 나중에 다시 살펴보면 뜻밖의 발견을 할 때도 있습니다. 또 떠올리고 싶은 일이 있을 때 도움이 되기도 합니다.

일기를 쓰는 작업은 치매 예방에도 도움이 됩니다. 짧게라도 문장을 만드는 작업은 뇌의 트레이닝이 되기 때문입니다. 디지털이 아니라 수첩이나 일기장에 펜으로 쓰는 것은 여러모로 권할만한 습관입니다.

자기 전에
침샘 마사지를 한다

타액 분비를 돕는 세 개의 침샘

자는 동안 타액 분비 감소, 구강 호흡으로 인한 구강건조증은 수면 시 혈관에 타격을 주는 큰 요인 중 하나입니다.

앞에서 말한 것처럼 구강건조증은 살균작용이 있는 타액이 부족해진 상태라고 할 수 있습니다. 타액이 부족해서 입속이 건조해지면 나쁜 세균이 생기기 쉽습니다.

구내 세균 중에는 인슐린 작용을 방해하는 나쁜 세균인 치주균도 포함되어 있습니다. 치주균은 장까지 침투해 장내 환경을 교란시킵니다. 또한 치매의 원인이 된다는 사실도 익히 알려져 있습니다.

인간에게는 타액이 분비되는 대표적인 세 개의 침샘이 있습니다. 각각 귀 앞쪽에 있는 이하선, 턱 아랫부분에 있는 악하선, 혀 아랫부분에 있는 설하선입니다.

식사하거나 말할 때 이러한 침샘이 자극되어 입속에 타액이 분비됩니다.

타액이 나오지 않으면 음식을 삼킬 때도 말할 때도 불편함을 느끼게 됩니다.

세 군데의 침샘을 꾹 누른다

타액을 많이 나오도록 하려면 침샘을 마사지해 주면 되는데요. 침샘을 정확하게 누르면 바로 타액이 분비됩니다.

우선 침샘의 위치를 확인해 보겠습니다.

① 이하선은 위 어금니 근처의 볼에 있습니다. 여기에 엄지손가락을 제외한 4개의 손가락을 대고 뒤쪽에서 앞으로 원을 그리듯

돌려줍니다. 바로 침이 고이기 때문에 정확한 위치를 마사지했는지 알 수 있습니다.

② 악하선은 좌우 턱뼈 안쪽에 있습니다. 귀 아래에 손가락 안쪽을 대고 뼈 사이의 부드러운 부분을 턱 끝 쪽으로 향해 밀어줍니다. 가볍게 압박하듯이 눌러주세요.

③ 설하선은 턱 끝부분에 있습니다. 입안의 혀를 밀어 올린다는 느낌으로 양손의 엄지손가락을 모아서 꾹 눌러주세요.

자기 전에 침샘 마사지를 하면 수면 시 구강건조증을 예방할 수 있습니다. 물론 자기 전뿐만 아니라 수시로 해주면 더욱 좋습니다. 입안이 건조해졌다고 느껴지면 침샘을 꾹 눌러주세요.

침샘 마사지를 하는 방법

이하선

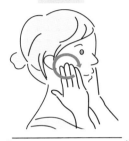

위 어금니 근처의 볼에
네 손가락을 대고
뒤에서 앞으로 원을
그리듯이 마사지한다.

악하선

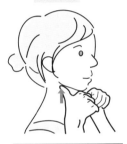

엄지손가락을 턱뼈
안쪽의 부드러운 부분에
넣고 턱뼈를 따라
귀 아랫부분까지
눌러준다.

설하선

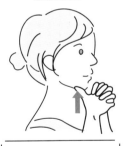

두 엄지손가락을
모아 턱 끝 뼈 안쪽에서
혀를 밀어 올리듯
위쪽으로 꾹 눌러준다.

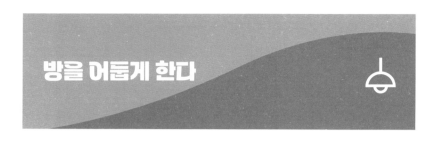

방을 어둡게 한다

방을 어둡게 하면 수면 호르몬이 나온다

잠이 오게 하는 수면 호르몬인 멜라토닌은 아침 햇살을 받고 나서 15시간 후에 분비할 준비를 합니다. 수면 호르몬인 멜라토닌을 나오게 하는 신호가 바로 어둠입니다.

방을 완전히 어둡게 하면 자연스럽게 졸음이 찾아옵니다. 집의 조명을 계속 켜두거나 침대 속에서 스마트폰을 조작하는 것은 좋지 않습니다.

일본의 집은 서양과 비교해서 밝다고 합니다. 천장에 큰 조명이

달려있고 대부분의 경우 가장 밝은 상태로 사용하기 때문에 환하게 느껴집니다.

이에 비해 서양의 가정에는 작은 간접 조명만 여러 개 있어서 희미한 불빛이 새어 나오는 느낌입니다.

그러다 보니 해외에서 호텔을 이용할 때 밤에 어둡다고 느끼는 사람도 있는 듯합니다. 그런데 숙면에는 도움이 됩니다.

잠이 잘 들지 않는다고 생각하는 사람은 침대에 들어가기 1시간 전부터 조명을 어둡게 하는 것도 하나의 방법입니다. 꼭 한 번 시험해 보기 바랍니다.

지금까지 혈관 건강에 좋은 습관들을 소개했습니다.

여러분은 몇 개 정도를 습관화할 수 있을까요? 처음에는 5가지만 정해서 가볍게 시작해 봅시다. 그러다가 익숙해지면 조금씩 늘려 20, 30개 정도가 습관으로 자리 잡는다면 혈관도 분명 건강한 상태가 되어 있을 것입니다.

이 책이 혈관과 함께 독자 여러분이 언제나 건강한 생활을 하는 데에 도움이 된다면 더할 나위 없이 기쁠 것입니다.

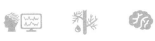

보다 행복하고 아름다운 인생 후반전을 위한
한스미디어의 시니어 라이프 도서

80세의 벽
와다 히데키 지음 | 김동연 옮김 | 15,800원

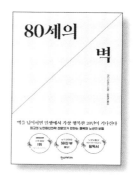

최고의 노인정신의학 전문의가 전하는
행복한 노년의 비밀

벽을 넘어서면 인생에서 가장 행복한 20년이 기다린다

손쉽게 벽을 넘어 수명을 늘리는 '정답'이 있다!
최고 권위의 노인정신의학 전문가가 전하는
누구보다 행복하게 80세의 벽을 넘기 위해 알아야 할 것들

80세의 벽 [실천편]
와다 히데키 지음 | 김동연 옮김 | 16,800원

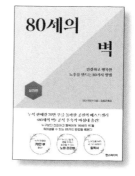

건강하고 행복한 노후를 만드는 80가지 방법

누적 판매량 70만 부를 돌파한 베스트셀러
《80세의 벽》후속작

건강한 노후 관리의 결정판, 건강수명을 손쉽게 늘리는
최강의 노화 취급 설명서!
최고 권위의 노인정신의학 전문가가 전하는 벽을 넘어
인생에서 가장 행복한 20년을 만날 수 있는 생활 속 80가지 실천법

70세의 정답
와다 히데키 지음 | 이정미 옮김 | 16,800원

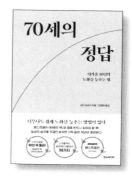

다가올 30년의 노화를 늦추는 법

70세는 뇌를 비롯한 몸과 마음의 절대적인 노화 분기점!

건강하고 활동적인 30년을 살아갈 것인가,
한순간에 노화되어 힘겨운 30년을 살아갈 것인가?
지금까지의 생활습관을 조금만 달리하면 인생 최고의 30년을 맞이할 수 있다.
노화를 늦추는 결정적인 생활습관 60가지!

100년 무릎

다쓰미 이치로 지음 | 김현정 옮김 | 17,000원

통증이 사라지고 마법처럼 걷게 된다

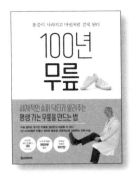

세계적인 슈퍼 닥터가 알려주는 평생 가는
무릎을 만드는 법

수술 없이도 망가진 무릎을 얼마든지 되살릴 수 있다!
1만 4,000명의 무릎이 알려준 통증을 근본적으로 없애주는 진짜 치료

백년 심장 만들기

이케타니 도시로 | 이효진 옮김
주현철 감수 | 17,000원

최고의 명의가 알려주는 100세까지
건강한 심장을 유지하는 법

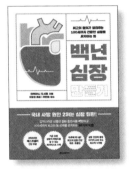

60세가 넘어도 '혈관 나이 30세'인
최고의 명의가 알려주는 올바른 심장 관리법

작은 생활 습관을 바꾸는 것만으로도 심장 질환
돌연사를 예방할 수 있다!
현대인들의 생명을 앗아갈 수 있는 심혈관 질환의
근본적인 원인을 알기 쉽게 설명하며,
일상에서 실천할 수 있는 예방법을 구체적으로 알려주는 심장 설명서

지금부터 다르게 나이 들 수 있습니다

마크 아그로닌 지음 | 신동숙 옮김 | 18,000원

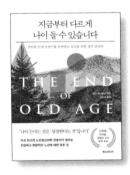

찬란한 인생 후반기를 준비하는 당신을
위한 필수 안내서

"나이 든다는 것은 성장한다는 것이다"

미국 최고의 노인정신의학과 전문의의 건강하고 희망적인
노년에 대한 임상보고서!
우리 몸과 두뇌는 나이가 들면 기능이 쇠약해지고 퇴보하는 것이
분명하지만, 전체적인 기능은 전과 다름없이 안정적으로 작용하며,
어떤 측면은 오히려 개선되기도 한다.
'어떻게 나이 들어갈 것인지'에 대한 답을 스스로 찾을 수 있는 책

'혈관이 건강해지는 좋은 습관' 체크 리스트

이 책에서 소개한 '혈관이 건강해지는 좋은 습관'을 기르는 데에 도움이 되는
체크 리스트입니다. 3단계로 나눠서 편리하게 활용할 수 있는 체크 시트로,
책과 함께 활용하기 바랍니다.

오십에서 멈추는 혈관
백세까지 건강한 혈관

1판 1쇄 인쇄 2024년 4월 12일
1판 1쇄 발행 2024년 4월 19일

지은이 구리하라 다케시, 구리하라 다케노리 **번역** 이효진
펴낸이 김기옥

경제경영팀장 모민원
기획 편집 변호이 박지선
마케팅 박진모
경영지원 고광현
제작 김형식

표지 디자인 투에스디자인
본문 디자인 성은경(이야기올제)
인쇄·제본 민언프린텍

펴낸곳 한스미디어(한즈미디어(주))
주소 04037 서울시 마포구 양화로 11길 13(서교동, 강원빌딩 5층)
전화 02-707-0337 | **팩스** 02-707-0198 | **홈페이지** www.hansmedia.com
출판신고번호 제 313-2003-227호 | **신고일자** 2003년 6월 25일

ISBN 979-11-93712-22-1(03510)